IBS

過敏性腸症候群は食事で治る！

フォドマップ除去で不安のない人生を

パッツィー・キャッソス　著

天戸文美　訳

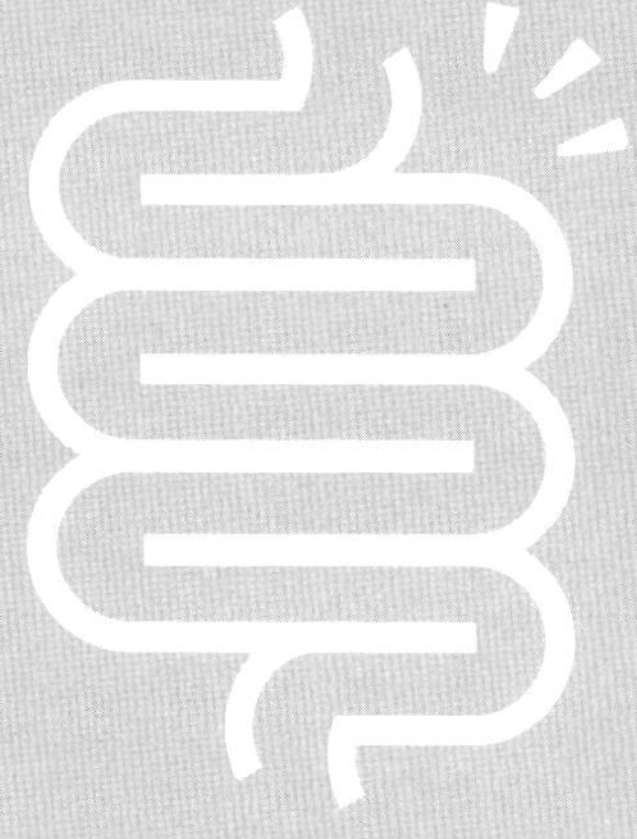

弘文堂

IBS: Free at Last!
Change Your Carbs, Change Your Life, with the FODMAP Elimination Diet
Second Edition, 2012
by Patsy Catsos (M.S., R.D., L.D.)

◇目次

はじめに

りんご、牛乳、全粒小麦パスタ、シュガーレスガム、納豆に共通しているものが何か、わかりますか？　健康的と言われているこうした食べ物には、フォドマップと呼ばれる糖質が含まれていて、ＩＢＳ（過敏性腸症候群）のさまざまな症状の原因となっているのです。フォドマップという聞きなれないことばは、オーストラリアで考え出されたコンセプトで、世界的にはまだあまり普及していません。アメリカには４５００万人ものＩＢＳ患者が存在し、症状の改善策を懸命に探しています。しかしこれといった治療法はなく、間違ったアドバイスを与えている医師もいるのが現実です。そこで本書ではフォドマップの隠された真実を明らかにしていきます。

ＩＢＳの患者さん本人は、ある事実に気づいているはずです。それは食べ物によって症状に変化があるということです。けれど当事者ではない医療関係者にはそれがよくわかりません。これまで多くの薬がＩＢＳの治療のために開発され、発売されてきました。しかし、食事法や栄養学的な面での研究はまだ十分ではありません。大部分の医師は、従来常識とされていた「食物繊維をたっぷり摂取しなさい」という指導から一歩たりとも先へ進もうとしませんでした。あらゆる医師がすすめてきた食物繊維サプリメントにほとんど効きめがないことは、衝撃的な事実です。

調査によれば、もしも33人のＩＢＳ患者が、医師から小麦ふすまを積極的にとるように指示されたとすると、１か月後までにそのうちの１人しか症状が改善しないと言われています。一方、糖質や繊維の種類に着目した本書のような食事法を実行すれば、75％の患者さんで症状の軽快がみられます。

この新しいＩＢＳの治療法は栄養学に基づいたものですので、医薬品は必要ありません。消費者のあいだで関心が高まるなかで、ようやく医療関係者も動き出しました。ＩＢＳ患者には食物過敏症や食物不耐症の治療が必要なのです。もし、あなたが以下のような症状で苦しんでいるのなら、ぜひ本書をお読みください。

このプログラムの対象となる人

次のような症状や食習慣が当てはまるなら、このプログラムで症状がよくなると考えられます。

- ◇私の症状は胃腸で起こります。過剰なガス、膨満感、腹部の痛み、放屁、下痢、便秘などです。
- ◇切迫した便意があり、実際に間に合わなかったことも何度かありました。
- ◇検査でフルクトース（果糖）吸収不良やラクトース（乳糖）吸収不良と判定されたことがあります。
- ◇ラクトース不耐症かもしれませんが、乳製品をとっても何でもないときもあります。

◇パンを食べると膨満感があります。
◇フルーツが大好きです。健康のためにたくさん食べます。とくに旬のものをいただきます。
◇食物繊維を多くとりますが、ＩＢＳはまったく改善されません。むしろ悪くなっているかもしれません。
◇低糖質ダイエットをやったとき症状がよくなりましたが、続けられませんでした。
◇年齢を重ねるとともに症状が悪くなっていきます。
◇甘い炭酸飲料やスポーツドリンクをたくさん飲んだり、キャンディーを食べたり、ケチャップ、バーベキューソース、はちみつをよく使います。
◇口が渇くのでシュガーレスのキャンディーやガム、のど飴を食べます。
◇ベジタリアンなので、タンパク質をおもに大豆食品や豆類からとります。
◇アスリートなので高カロリーの食事が必要です。そのため1回の食事量は多くなります。
◇健康的な食べ物を食べれば食べるほど具合が悪くなるので、果物、野菜、乳製品は食べないようにしています。
◇私の症状では、熱はなく血便もありません。
◇医師に診てもらいましたが、セリアック病、寄生虫、クローン病、潰瘍性大腸炎、顕微鏡的大腸炎、リンパ球性大腸炎、憩室炎、子宮内膜症、ガンのいずれにも当てはまりませんでした。

◇クローン病や潰瘍性大腸炎は寛解していますが、まだ症状があり苦しんでいます。

これらのうち1つでも当てはまっているとすれば、あなたには本書が必要です。本書によってあなたの人生はこれから大きく前進し、将来への希望が生まれるでしょう。フォドマップ除去食事法はあなたのような人の75％に効果があると証明されています。

しかし、フォドマップはすべての患者さんの問題を解決してくれるとはかぎりません。前記リストの1つ目がたいへん重要です。もし、あなたが食物過敏症で、胃腸だけでなくほかの体の部位にも症状が起こると確信する場合は、フォドマップ除去食事法では大きな効果が期待できません。

患者が直面する恥ずかしさ

胃腸の健康に関心を持ち始めたのは22歳のとき、私はボストンのベス・イスラエル病院で栄養士のインターンをしていました。自分にとって初めての症例研究の患者さんは潰瘍性大腸炎で、今でもその方の名前と顔を覚えています。それ以降も腸疾患の診断や治療の研究発表を続けてきました。

しかし、まさか自分自身が同じ病気であると診断されるとは夢にも思っていませんでした。潰瘍性大腸炎患者となってから30年間、私は患者として、また医療関係者として消化器疾患を研究してきました。自分自身の体調はよいときもあり、悪いときもあり、長いあいだ苦しんできました。だからこそ、生活に支障の出るほどの胃腸症状にみなさんが苦しんでいるのを、黙って見ていることはできません。おかげさまで、私の潰瘍性大腸炎はしばらくのあいだ落ち着いています。でも、食事に注意しないとＩＢＳの症状が起こります。

この病気は患者に大きな精神的負担がかかります。今も、このような自分の病歴や健康についてはあまり話したいとは思いません。「読者にどう思われるだろう。私の症状やＩＢＳを改善する食事法は、はたして信用してもらえるだろうか。私の頭の中の幻想でしかないと思われたりしないだろうか」と、不安になります。なぜなら、一見すると私は十分健康そうに見えるからです。その一方で、私はみなさんの困難を自分のことのように思い、同情せずにはいられません。ＩＢＳの人たちが毎日直面する、世間の差別的な見方や批判的な態度を克服するのは難しいこともわかります。社会的な不名誉を避けるために、多くの人が沈黙し、耐えています。ＩＢＳがあなたの仕事や社会的に与える影響の大きさについて、こころから理解できるのです。主治医が、あなたのＩＢＳの症状は比較的軽いと診断したとしても、私には人ごとには思えないのです。

「52歳ですが、この歳にもなって、よく誰かに『おめでた？』と聞かれます。最後の便通があってから10日たっているなんて聞きたいですか?」

（女性患者A）

「息子たちが幼いこの時期に、自分がそばにいてあげられていないように感じます。トイレがなかったり、調子がよくなかったり、たくさんのことを子どもといっしょに楽しめません。『ごめんね、ママはまたおなかが痛いから』なんて、もう言いたくありません。」

（女性患者B）

医師や親友、家族にさえ、症状を伝えるのはとても恥ずかしいことです。私の患者さんや読者が教えてくれたような、気まずさや不安なシチュエーションを、私自身も多く経験してきました。しかし、ＩＢＳの食事法を学ぶことは、患者本人が人知れず実行したり、試したりできるので、よい方法なのです。本書を読んで、あなたがたった1人でこの問題に立ち向かっているのではないと知って、安心できるよう、こころから願っています。

誰にも知られず治療したいなら

２００９年にアメリカで本書の初版が発売されたとき、「フォドマップ」ということばを知っている医師やＩＢＳ患者はごくわずかでした。本書の初版は「フォドマップとは何か」、「どのような食品に含まれているか」、「どのように情報を応用するか」、その方法をみなさんに提供しました。その後、研究者の食品成分データの発表も増え、インターネットを通じてフォドマップの情報がより広く入手できるようになりました。ただ、情報が最新のものでなかったり、矛盾したりすることもあります。避けるべき食べ物を知ることはもちろん重要ですが、食べてもよいものを知る必要もあります。フォドマップを多く含む食品すべてを永久に避けるべきかという問題も出てきます。つまり、食事による治療を計画的に実践していくための作戦とツールが必要となってきました。

そこで、この第2版では、メニューやレシピなど、具体的な情報を掲載しています。フォドマップ除去食で食べられるものが、実はすでにあなたの家の戸棚や冷蔵庫にあり、ごくありふれたものであることがわかるでしょう。

糖質を変えれば人生も変わる！

いつまでも治らない腹痛や、不安定な腸の症状に悩まされない生活を手に入れるためには、あとで述べるような数週間の特別な食事法をためしていただく必要があります。そのような面倒なことをするだけの価値があるかどうか、決めるのはあなた自身です。しかし、それによって多くの人の人生が一変するでしょう。読者からいただいたメールをご紹介します。

「私は長いあいだずっとＩＢＳと闘ってきました。30代のころ、痛みと膨満感がひどくなりました。懸命に食事法にとりくみ、エクササイズで症状を軽減させようともしましたが、40代に入ると日常生活もままならなくなりました。食事法や大腸の健康について学べば学ぶほど、より多くのフォドマップをとっていたのです。実際、この本を読む直前まで、1日にりんごを5個食べ、玉ねぎ、ニンニク、トマトソースも大量に食べていましたが、これらが症状の原因だなんて思ってもみませんでした。それに、朝食にはよくフルーツスムージーを飲んでいました。」

（男性患者Ａ）

「奇跡が起こった！　何度、神にお願いしたか、覚えていません。何日、いく晩、温熱パッドをおなかにあててソファーやベッドで過ごしたかわかりません。体調がよくなるように、どれだけの時間、エネルギー、お金を使ったことか。役に立ちそうなものはすべて買ってためしました。本もいっぱい買いました！　食事療法もいくつもやりました。愛する夫はこれらすべてに、何年も何年もつき合ってくれました！　パッツィー、あなたのおかげでＩＢＳから解放されました。ありがとう。」

（女性患者Ｃ）

フォドマップ除去食事法の概要

ここからは、特定の食餌性糖質により引き起こされるＩＢＳの症状から自らを解放するための、ステップ・バイ・ステップのプログラムを説明していきます。

まずは、原因となるフォドマップをほとんど含まない基本食を食べることから始めます。この食事があなたの症状を軽減するとすれば、体調はすぐによくなるはずです。普通は2週間以内に効果が現れます。次に、1回に1種類のフォドマップを含む食品を慎重に食事に戻していきます。そのとき、自分の症状を観察していると、どの食べ物が自分のＩＢＳを引き起こすのか特定できますので、その食品を制限したり避けたりして症状を防ぐことができるしくみです。

フォドマップとは、**発酵性のオリゴ糖・二糖類・単糖類・ポリオール**のことを指しています。聞きなれないことばですよね。でもこの食事法を実施する上であなた自身が生化学者になる必要はまったくありません。さあ、ここからが重要です。

フォドマップ糖質には、牛乳、果物、はちみつなどの食べ物に含まれる特定の天然糖と、高果糖コーンシロップがあります。それに加え、小麦、玉ねぎ、ニンニク、豆類などの食べ物に含まれる一部の食物繊維も入ります。

これらのフォドマップと呼ばれる糖質のすべてには、いくつかの重要な共通点があります。

◇小腸で十分に吸収されないため、食後、時間が経過すると大腸へ移動する。

◇フォドマップ糖質は大腸内の細菌の好物で、細菌がフォドマップを食べるとたくさんのガスが産生される。

◇フォドマップは大腸内でスポンジのように余分な水分を吸収する。

ガスと水分で大腸が水風船のように膨らむ光景を想像してみてください。その結果、痛みがある腹部膨満感が起こります。そして過剰なガスを排出したり、水様下痢や便秘、またはその両方になる場合もあります。いわゆる「カオス」の状態です。「カオス糖質」と呼んだほうがいいのかもしれません。

フォドマップのコンセプトは、オーストラリアのボックス・ヒル病院とモナシュ大学の研究者のグループ、栄養士のスーザン・J・シェファード、ジャクリーン・S・バレット、医師のピーター・R・ギブソン、栄養士のジェーン・ミューアによって考案されました。

ここでプログラムの８ステップをご紹介します。

1．フォドマップについて自分で学びつつ、医師や栄養士に相談して食事法開始の準備をする。

2．基準になる自分のＩＢＳの症状を記録する。

3．２週間のフォドマップ除去食メニューを計画し食材等をそろえる。

4. フォドマップ除去食を2週間実施していく。そのあいだ症状の変化を観察しながら基準のIBSの症状と比較する。
5. フォドマップ除去食を2週間とった結果を判定し、チャレンジ段階の計画を立てる。
6. チャレンジ段階を始める。1種類ずつフォドマップを食事に戻しながら症状の変化を観察する。
7. チャレンジ段階の結果を判定し、それをもとに日常の食事を変えていく。
8. IBSの症状が起こらない範囲の、最大限で種類豊富な食事をとる。

たった2週間、このプログラムを実施することで、自分の体の反応がわかります。今日から2週間後、あなたの症状はどれくらいよくなっていると思いますか？　半分に減っているか、4分の1になっているか、もしかしたら完全によくなるかもしれません。

あらかじめお断りしておきますが、本プログラムは医学的栄養療法の代わりとなるものではないことをご理解ください。不安のある場合は本書の情報を主治医や管理栄養士と共有し、とくにIBS以外にも健康上の問題がある場合は必ずアドバイスを仰いでください。

著者について

プログラムを進めていく前に、私自身について少しお話ししたいと思います。ＩＢＳやフォドマップの情報を検討するときは、その「出所がどこか」を念頭においてくださいと、いつも私は言っています。そうすることでまた、みなさんが私の考えを理解するときに必要な知識を、私自身が提供してもフェアになると考えます。

私はコーネル大学とボストン大学で２つの栄養学の学位を取得し、タフツ大学ニューイングランド・メディカルセンターでは研究栄養士と栄養データベース・マネージャーを経験しました。その後、消化器疾患を中心とした栄養療法士として働き、週に3日ほど患者さんの相談を受けています。それ以外の時間はＩＢＳやフォドマップ関連の論文を読み、それらの情報を説明し伝えるためのもっとも効果的な方法を模索しています。私の基礎資料は、論文審査され発表された他の一次資料をもとにしています。そして自分の患者さんへは、メニュー、食品ラベルを理解するためのヒント、レシピ、買い物リストなどを自分の発想で作ります。私が本書を執筆したのは、これらのツールを広くみなさんにも使ってもらおうと思ったからなのです。

FODMAP

第 I 部

フォドマップ除去食事法

本書の構成

この本は医学的知識のない一般の人向けに書かれています。そのため、最新の研究をみなさんが理解できるよう、なるべくわかりやすいことばで説明しています。聞きなれない用語もありますが、すぐにこの食事法のベースの考え方を理解できると思います。

時間のある方は、この本をすべて読んでください。食事内容をどのように変えていけばよいかを深く理解できるでしょう。時間のない方、もしくはすでにＩＢＳの確定診断がある場合は、直接ステップ１へ進むこともできます。

ステップ１では、除去段階、メニューや買い物のヒント、食べ物リストなどを説明しています。ステップ６でチャレンジ段階を始めます。

第Ⅰ部の最後には通常の除去段階ができない人のために、もう１つの方法が示されています。その方法でも同じように、食事に含まれるフォドマップの量を減らすことができます。

第Ⅱ部は「説明書」と考えてください。フォドマップ除去食事法の科学的根拠を理解したい方は、ここで糖質の消化・吸収とフォドマップについて詳しく学べます。また読者や栄養士さんから寄せられた、有用な質問をたくさん取り上げています。順番どおり読んでいただいても、興味がある質問だけ読んでいただいてもかまいません。

それでは、この食事法でとくに効果があった患者さんについてお話ししましょう。

患者さんたちの症状

クラウディアは52歳、15キロほど太りすぎで、いまだに体重が増えていました。彼女は子どものころから「お腹の病気」があり、年齢を重ねるとともにひどくなっていくようでした。膨満感や胃けいれんが毎日のように起こり、ときに激しい下痢もあります。消化器専門医の診察を受け、胃食道逆流症と診断されていましたが、下痢の原因はわかりませんでした。医師は、クラウディアの症状は体重を減らせば改善すると言いましたが、健康的な食事にするため、果物、野菜、牛乳、全粒穀物をたくさん食べるといつもひどい痛みが起こるので、結局は不健康な食事に戻ってしまうのでした。健康的な食事をすると、なぜそれほど痛むのでしょう？

マークは25歳のとき、クローン病と診断されました。現在47歳ですが、ガス、膨満感、下痢などに長年苦しんでいます。彼はこれらの症状をいつもクローン病のせいにしてきましたが、最近行った検査によると、クローン病は完全に寛解していました。不意に起こる切迫した下痢でトイレに間に合わないことを怖れて、外出できません。下痢のときは水分を補給しなければならないと知っているので、水分不足にならないよう、牛乳、果汁飲料、ビタミンウォーター、清涼飲料をたくさん飲みます。

22歳のディナは排便の間隔が何日もあき、下剤を飲まないとほとんど便通がありません。彼女は健康に対する意識がとても高く、多量の食物繊維をとるようにしています。そのためディナは高食物繊維の朝食シリアルやスナック・バーを毎日食べ、りんご、洋ナシなどの新鮮な果物も食べます。ヨーグルトもまたディナの主食のようになっていて、とくに体調の悪いときによく食べます。また自分がアイスクリームなど特定の食品に耐性があるときとないときがあることを知り、少しがっかりしています。ディナはＩＢＳの食事法について本をたくさん読み、食べられるものがほとんどなくなるほど多くの食品を食事から除外しました。その結果、自分の体重を維持するのが難しいことに気づきました。すると友人の何人かに、それとなく拒食症ではないかとさえ言われました。でもディナは、１日を痛みなく過ごすのに精一杯だったのです。

カリンは60歳でカスタマーサービスの仕事をしています。彼女には切迫した下痢症状があるため、夕方の５時に帰宅するまで飲まず食わずで過ごします。そうすればお客さんを待つあいだ、不意の下痢に襲われずに済むのです。夜だけ飲食し、朝４時の起床から仕事に出かけるまでの２、

3時間のあいだ、何度もトイレに行けるようにします。しかしカリンを診察する消化器専門医は、どこも悪いところを見つけられませんでした。その医師は抗うつ剤を彼女に処方し、食物繊維サプリメントを飲むように言いましたが、カリンの症状はよくなっていません。

ジョージは背が高く、少しやせ型の18歳の大学生です。彼の母親は、豆、フムス、ケールなどの自然食をたくさん料理します。夏のあいだ、きつい肉体労働のバイトをしています。ジョージはほぼ毎晩、仕事のあと2時間ほどサッカーをしてからピザを食べています。1日に何千カロリーも消費するので、必要なエネルギーを維持するため、オレンジジュースからアイスクリームに至るまで、1回に食べる量は膨大になります。ジョージの放屁回数は正常をはるかに超えているので、友人たちはよくからかいます。

あなたも彼らと同じように、長いあいだ、痛くて厄介な症状に苦しめられてきたのではないでしょうか。そして症状が改善しないにもかかわらず、あるいは症状が悪化しながらも、従来のIBSの治療法をすべてためしてきたかもしれません。しかし、食物繊維、果物、野菜、全粒穀物をたくさん食べても症状はよくなりません。逆に不快感が生じたり、具合が悪くなったりします。その「万能ではない」治療法はもう必要ありません。なぜならあなた自身の経験が、効果のないことを証明しているからです。

あなたはやせていますか？　自分の症状が食べ物と何らかの関係があると気づきながら、それが何かはわからずに、十分な栄養がとれないレベルまで自分の食事を制限していませんか？

あなたはかなり太っていますか？　だとすると、多くのＩＢＳ患者と同じように、症状が起こるのを避けるため、果物、野菜、牛乳を制限しているのかもしれません。すると、食べられるものが、肉、チーズ、精白パン、パスタ、クラッカー、じゃがいもぐらいしか残らないはずです。これらの高カロリーな食品ばかりを食べれば太ってしまうのは当然で、あなたの健康管理の目標にとってプラスにはなりません。

一部の人、とくに便秘がちの人は、パンが自分の体に合わないことに気づいているかもしれません。パンはひどい便秘、ガスや膨満感を引き起こします。セリアック病やグルテン不耐症の可能性がありますが、医師に診断を受けていますか？　実はグルテンのタンパク質以外にも、小麦の成分で胃腸障害の原因になるものがあります。小麦には腸内でカオスを作り出す糖質の一つも含まれているのです。それについてはのちほどくわしく説明します。

前述した患者さんのストーリーのいくつかが当てはまりましたか？　あなたの腸障害が完全に解決されるのか、ためしてみるための短期間の実験の準備はできましたか？　本書はその実験をご紹介していますが、フォドマップがすべてのＩＢＳの症状の原因となるわけではありません。

人によっては食品や食品化学物質に対して免疫系が関連する反応が起こります。そうした方は、偏頭痛、環境アレルギー、食品アレルギー、慢性副鼻腔炎、線維筋痛、自己免疫状態などになることがあります。免疫介在型の食物過敏症や食品化学物質に対する過敏症は、フォドマップ不耐症と同時に起こったり、症状を悪化させたりします。

優先していただきたいこと

もしかしたら、あなたは「現在の健康状態を維持しながら、フォドマップを除去した食事法を実行するのは可能なのだろうか？」と心配していませんか。私の多くの患者さんがそうであるように、多すぎる情報や相反する栄養上の問題をストレスに感じることもあると思います。たとえばあなたに高血圧、高コレステロール血症、糖尿病などがあるなら、管理栄養士に相談することは非常に有益です。またプライマリ・ケアの医師や専門医は通常の診察では時間を十分とれませんん。そのため食事については患者さんの総合的な病状とその治療を考慮しつつ、必要な場合でもごく簡単にしか指導されないものです。しかし、私たち管理栄養士は医学的栄養療法士でもあり、食べ物や栄養について患者さんと話をするのが仕事なのです。栄養士は優先順位やメニューについてお手伝いをして、正確な栄養の知識を提供し、一歩踏み込んで患者さんとともに取り組みます。

あなたにＩＢＳの症状以外は健康上の問題がなく、すでにほかの病気などが主治医により否定されていて、他の栄養上の懸念もない場合は栄養士に相談する必要はないと思います。本書の方法を使い、このプログラムを最後までやり遂げられるでしょう。

本書では次のことが可能になります。

◇**フォドマップ除去食を始めてから通常は2～3日で、ガス、膨満感、下痢、便秘などの痛みをともなうIBSの症状が消失、または大幅に減る。**

◇**どの種類の食べ物が自分の症状を引き起こすかを知り、さらにその食べ物をどうすれば少しなら食べられるかを学習する。**

◇**あなたの体が許容できる最大限かつ種類豊富な食事をとる。**

くわしくは次のセクションをお読みください。

あなたはIBSですか？

ＩＢＳ（Irritable Bowel Syndrome）は**過敏性腸症候群**の略称です。臨床的には「便通異常を伴う、ほかの器質的、炎症性、生化学的な原因がない腹痛と腹部不快感」と診断されます。

最大で人口の20％ほどがIBSに罹患するそうです。男性より女性に多く、また年齢的には30歳から50歳の人に多くみられます。ＩＢＳでは次のような症状が起こります。

◇**便秘**
◇**下痢**
◇**ガス（腹鳴、鼓腸、放屁）**
◇**膨満、腹部膨満**
◇**腹痛**

ＩＢＳの原因は臨床医や研究者にもよくわかっていません。時代とともにＩＢＳへの考え方も変化し、進歩してきました。これからもそれは続くと思いますが、今の時点でＩＢＳの症状は、次に挙げる要因がさまざまに組み合わさって起こると考えられます。

◇**消化管のなかで食物を移動させる、腸管平滑筋の異常な収縮と弛緩。このような障害は消化管のなかの食物の通過が遅すぎる、または速すぎる原因となり、腸管平滑筋のけいれんの原因になることもある。**
◇**「内臓知覚過敏」として知られる、患者が持つ腸の膨張に対する低い痛覚閾値《いきち》。つまり大腸内のガスや水分の蓄積によりIBS患者は痛みを感じ、そうでない人は痛みを感じない。**
◇**腸と脳のコミュニケーション障害。神経系機能不全が関係している可能性がある。ストレスが**

そのコミュニケーションに影響をおよぼしているらしいが、今の時点ではまだそのメカニズムが明らかになっていない。

◇非セリアック・グルテン過敏症など、食べ物や食品成分による軽度の炎症と免疫活性化。

◇おそらく、胃腸炎、食中毒、抗生物質の服用などの結果起こる、正常な腸内細菌群内の不均衡。

ＩＢＳは一次症状にもとづいてさらに分類されることもあります。その場合は、便秘型、下痢型、下痢便秘交替型、腹痛型のように分けられます。ＩＢＳの治療はそのなかでもっともひどい症状に対して行われます。

ほかの病気の可能性

もちろん、ＩＢＳを自己診断することはできません。ＩＢＳが疑われる症状については精密検査を受け、とくに次のような症状の場合、ほかの重篤な疾患の可能性を排除します。

◇直腸からの出血、膿、粘液

◇肛門や直腸の膿瘍、皮膚垂、裂傷、痔など

◇発熱や寝汗

◇関節痛や炎症性関節炎

◇貧血や検査で異常があった。
◇栄養不良
◇ダイエット中ではないのに体重が5キロ以上減少した。
◇50歳を過ぎてから症状が発現した。
◇子どもの成長不良や発育障害
◇かゆみを伴う発疹や、疱疹状皮膚炎の診断
◇クローン病、潰瘍性大腸炎、セリアック病、卵巣がん、結腸がんなどの家族歴
◇悪臭便や脂肪便
◇尿や便の失禁
◇就寝中に便意で目を覚ます。
◇骨粗しょう症や骨減少症
◇甲状腺機能異常
◇排尿時の痛み
◇月経周期と同時に起こる痛み

医師は症状のパターンを検証し、診断基準に照らし合わせます。次にあなたの既往歴や家族歴、身体所見、検査結果を検討します。前述のような症状がない若い患者さんは、医師の診察を一度

受け、ＩＢＳと診断してもらえば十分かもしれません。前述の症状が１つでもある場合、より精密な検査が必要になります。とくに40歳以上の女性の場合は、精密検査に加え、婦人科医の診察も忘れないでください。膨満感や腹痛は、生理と生理のあいだや閉経後に起こったとしても、必ずしも消化器関連とはかぎりません。そのため、生殖器官や泌尿器の疾患や異常も除外する必要があります。

以上のように、ある程度確定的なＩＢＳの診断を一度受ければ、フォドマップ除去食事法を、自信を持って始められるのです。

ＩＢＳ以外の胃腸障害の併発

クローン病や潰瘍性大腸炎などの胃腸障害に加えて、ＩＢＳになることもめずらしくありません。事実、**潰瘍性大腸炎の患者の3分の1、クローン病の半数以上の患者がＩＢＳに罹患しています。**それらの疾患が再燃期になると、患者さんのフォドマップへの耐性は不十分になり、症状を悪化させます。もしも腸狭窄の既往歴がある場合は、フォドマップ除去食事法を始める前に消化器専門医に相談してください。一部の専門家によると、この食事法は狭窄のある患者さんには向いていない可能性があるそうです。

クローン病や潰瘍性大腸炎の患者さんは、診断上は寛解期で、明らかに活動性の炎症がなくても、ガス、膨満感、下痢、便秘などがよく起こります。もしあなたがクローン病や潰瘍性大腸炎の患者さんなら、寛解期にフォドマップ除去食にすれば症状が一段とよくなるでしょう。一方、再燃期には、フォドマップ除去食にすれば、治癒を促進するための栄養豊富な食事をとりながら、症状を抑えることができます。

私が担当する患者さんの多くは、**IBSに加えて胃食道逆流症**があります。フォドマップ除去食事法をIBSの治療に活用すると、それらの症状も著しく改善する人もいます。

私が強調したいのは、あなたがほかの胃腸障害を治療しているにもかかわらず、症状がなくならないのなら、フォドマップ除去食事法で改善される可能性があるということです。その可能性については、ぜひ主治医や栄養士と話す機会を作ってください。

IBSとIBD（炎症性腸疾患）の違い

IBDは炎症性腸疾患の略でIBSとは違います。炎症性腸疾患にはクローン病と潰瘍性大腸炎があります。IBSと違い、IBDでは消化管に目に見える炎症、潰瘍や損傷が起こります。医師は、IBSの診断のまえに、あなたの症状がもっと重篤で異なる内科治療を必要とするIB

Dではないことを確かめるはずです。

セリアック病

フォドマップ除去食事法では一時的に小麦製品を除外するので、ここでセリアック病について説明します。

セリアックスプルーやグルテン不耐症としても知られるセリアック病は、小麦、ライ麦、大麦に含まれるタンパク質のグルテンへの不耐症が原因になります。セリアック病の人にとってグルテンは、ごく少量でも毒になるので、患者さんはそれと知りながら食べることはできません。

一方、フォドマップ除去食事法では穀物に含まれる糖質に着目しています。IBS患者がグルテンを含む穀物を食べても、セリアック病患者と同じような腸への物理的損傷は発生しません。したがって、セリアック病や小麦アレルギーである場合を除き、始めの除去段階のあとに小麦を少量、または判明した許容量まで食べることができます。

現在、あなたが胃腸障害の精密検査を受けているのなら、フォドマップ除去食事法を始める前に計画を主治医に相談してください。セリアック病の検査では、グルテンを多く含む食事をとっていないと正確な結果が出ません。小麦を除外した食事では検査結果が偽陰性となる可能性があります。ですので、セリアック病の検査をする予定があれば、フォドマップ除去食事法を始めるまでに検査を済ますようにしてください。

フォドマップ除去食事法で専門的サポートが必要な人

フォドマップ除去食事法は大部分の人にとって安全ですが、食事に変更を加えるので専門的な指導が必要な人もいます。次にあてはまる場合は主治医や管理栄養士に相談し、専門的サポートを受けてください。

◇意図しない体重の減少や栄養不良がある。
◇遺伝性果糖不耐症と診断された。
◇食物アレルギーや自らの選択で、いずれかの食品群全体を食べないようにしている。たとえば完全菜食主義者など。
◇フォドマップ除去食事法の実施を妨げる他の病気や、服用する薬がある。
◇腸狭窄の既往歴がある（この場合、フォドマップ除去食事法は推奨できません）。

意図しない体重の減少や栄養不良

この重大な問題については、とくに注意を促したいと思います。もしあなたが、現在、とてもやせているとか栄養不良状態で、この食事法を始めようとしているなら、十分なカロリーを摂取できるように経験豊富な栄養士と話し合うことを強くおすすめします。あなたは食事の制限をなくし、タンパク質とカロリー摂取量を増やす方法をまず目指すべきであり、すでに制限のある食事にさらに制限を加えることはできません。栄養士のサポートを受け、十分なカロリー摂取を目指すのであれば、64ページ以下の「食べられる」もののリストを活用することも可能です。

遺伝性果糖不耐症（HFI）

HFIは遺伝性疾患であり、本書が対象とするフルクトース（果糖）吸収不良を持つIBS患者とは違い、フルクトースをまったくとることができません。HFIの人の多くは幼児期や子どものときに診断されます。子どもの親や世話をする人が、その子がグラニュー糖、果物、はちみつなどフルクトースを含むものを食べたあと、とても具合が悪くなることに気付くからです。成人で未診断のHFIの人もいますが、その場合はあらゆる種類の甘い食べ物が、子どものころから大の苦手のはずです。この甘いものを「嫌う」原因は遺伝に関連している可能性があります。あなたがもしＨＦＩであるか、それが疑われるなら、フォドマップ除去食事法では食べられないものがあります。この除去食事法を始める前に、とりあえず医師の診察を受け、診断してもらってください。

食物アレルギーと過敏症

食物アレルギーや食物過敏症の場合も、フォドマップ除去食事法に変更を加える必要があります。食べ物には、この食事法で着目する糖質だけではなく、ほかにも多くの成分が含まれています。この食事法で使われる食べ物には、セリアック病、アレルギー、過敏症に悪い影響を及ぼしたり、あなたが飲んでいる薬と反応してしまうために食べられないものが含まれている可能性があります。本食事法を始める前に、それらの食べ物を「食べられる」ものリストから消してください。すでに自分が食物アレルギーと診断されているなら、医師の監督指示がない状態で、アレルギーを持つ食べ物を自分で食事に戻したり、ためしたりすることは絶対やめてください。

アレルギーとまでは言わなくても、過去に不快な症状を引き起こした食べ物が、フォドマップ除去食事法には含まれているかもしれません。たとえば、柑橘類は多量のフォドマップは含んでいないので「食べられる」ものになっていますが、あなたには食事から除外したい別の理由があるかもしれません。また、柑橘類の果物やジュースは酸なので胃食道逆流症が悪化しかねません。

さらに、「食べられる」もののリストにあるものが、何らかの原因で自分に苦痛を与えるのであれば、それを避けることもできます。その食べ物を食事に戻して、自分の耐性をためすことはいつでも可能です。

専門家に相談が必要な人

最後に、食事と関連するほかの病気がある場合は、ぜひ管理栄養士に相談してください。その理由は、除去段階やチャレンジ段階で病気に悪影響を与えたり、悪化させる食べ物を避けるためです。たとえば、痛風、腎臓結石、胃不全まひ、憩室炎、セリアック病などが該当します。また、この食事法を行う際、十分な注意が必要な薬には、インスリン、ワルファリンや、コレステロールを低下させるスタチン系の薬剤がありますが、これらだけではありません。自分の病気や飲む薬により特定の食べ物を制限したり避けたりしたほうがいいか判断できない場合は、主治医に相談してください。

ＩＢＳの標準的な治療

ここで、これまでのＩＢＳの標準的な治療について簡単に触れておきます。本書をお読みになっているＩＢＳ患者のみなさんは、標準治療をすでに受けているかもしれません。もしここに取り上げている治療法をもっと知りたい場合は、ＩＢＳに関するほかの書籍や資料を調べてみてください。

ＩＢＳの治療は、通常、主症状にもとづいて行われます。よく取り上げられる治療・処方薬には次のようなものがあります。

◇ 食物繊維のサプリメント
◇ 下剤
◇ 鎮痙剤
◇ 抗うつ剤
◇ 止痢剤
◇ ストレス解消
◇ エクササイズ
◇ 水分を多めに摂取する。

◇牛乳、カフェイン、脂肪、赤身の肉、辛い食べ物を避ける。

◇パスタ、精白パン、アップルソース、ヨーグルトなど刺激の強くない「安全な」ものを食べる。

とくに食物繊維のサプリメントは、ＩＢＳのすべての症状に対する、お決まりの治療法です。宣伝ではもちろん効果があると謳われていますが、最近の研究によれば、食物繊維サプリメントをとった患者の数パーセントにしか症状の改善がみられないそうです。

フォドマップ除去食事法は、ＩＢＳの標準治療を受けたにもかかわらず、症状が緩和されなかった患者さんを対象にしています。ＩＢＳ患者の多くは、従来の治療法を長年続けたのに目立った効果がなく、症状は改善しないとあきらめています。実際、私の患者さんには、最初は自分のＩＢＳの症状を話さない人もいるのです。その人たちは、肥満に対しての医学的栄養療法を求めてきます。肥満が原因で、高血圧、高コレステロール、高血糖などの問題が起こっている可能性があるからです。ところがよく聞いてみると、「健康的な食べ物」を食べると、膨満感、ガス、便秘、下痢になり、これまで減量に成功したことがまったくなかったと話します。そこで私は、「フォドマップ除去食事法の対象者がまた現れた」と思うという具合です。一方、患者さんのなかには、やせすぎのために治療を始める人もいます。肥満の人もやせすぎの人も、無秩序なカオス状態の症状がいったん収まり、十分耐性のある食べ物を特定できさえすれば、体重の増加や減少、またそれ以外の健康管理目標へ前進していけるのです。

フォドマップとは？

さて、最初に簡単なことばで説明すると約束しましたが、ここからは新しい用語が出てきます。しっかりとついてきてください。このセクションの残りが理解できるようにしていただきたいのです。というのも、これこそ**フォドマップ除去食事法のしくみ**だからです。

この食事法は食べ物に含まれる「フォドマップ」を制限することにより、症状の軽快をもたらします。フォドマップ（FODMAP）とは、**発酵性**（Fermentable）の**オリゴ糖**（Oligosaccharides）、**二糖類**（Di-saccharides）、**単糖類**（Mono-saccharides）、そして（And）**ポリオール**（Polyols）の略語です。フォドマップと呼ばれる食餌性糖質は、具体的には、**ラクトース（乳糖）**、**フルクトース（果糖）**、**フルクタン**、**ポリオール**、**ガラクタン**（**ガラクトオリゴ糖**）があります。フォドマップ糖質にはいくつかの共通点があるので、それをまず理解してください。

◇ **すべてのフォドマップは糖質である。**
◇ **フォドマップは常に、またはときに吸収されにくい。**
◇ **すべてのフォドマップは腸内細菌で急速に発酵する。**

◇すべてのフォドマップは腸内の水分バランスを乱す。

フォドマップはどのように症状を引き起こすか

フォドマップ糖質とは、特定の穀物、果物、野菜、乾燥した豆類、乳製品、加工食品や飲み物に含まれる特定の種類の糖類と食物繊維のことを指しています。通常は小腸で吸収されるはずのフォドマップ糖質ですが、一部の人では小腸で吸収されずに、小腸の末端部を通過して大腸に入ります。正常な状態の大腸にはたくさんの細菌が生存しています。しかし、**フォドマップは腸内細菌にとっては「ファストフード」になってしまい、細菌がフォドマップを発酵させるときに大量のガスを排出する**ために問題が起きます。大量に発生したガスで大腸が膨張し、膨満感が生じます。ＩＢＳの患者さんの腸はこの状態にとても敏感で、痛みが起こります。

フォドマップが引き起こすもう1つの問題は、大腸の腸壁から大腸内に水分を吸い出してしまうことで、この現象を**浸透**といいます。たとえば、刻んだばかりのいちごに砂糖をふりかけたときのことを思い出してみてください。砂糖の浸透圧により、すぐにいちごから果汁がしみ出します。これと同じように、大腸内でフォドマップが細胞から水分を吸い出してしまうので、大腸が膨張します。そして**痛みと切迫した水様下痢を引き起こす**のです。あるいは、このような腸内の水分バランスの変化とガスの産生が、便秘と関連しているケースもあります。

すべてのフォドマップが同じように、大腸内に過剰なガスと水分をあふれさせ、ＩＢＳの症状を引き起こすと考えられます。何が症状の原因かを見きわめるには、５種類のフォドマップすべてを勘定に入れる必要があります。５種類のフォドマップは全部同じ「バケツ」、つまりあなたの小腸に投げ込まれたのです。フォドマップを食べすぎると、小腸で吸収しきれなかった分は大腸へあふれだします。その影響は蓄積されますので、**1回の食事もしくは1日のあいだにフォドマップをよりたくさん食べれば、それだけあなたの症状は悪くなる**のです。

作戦や計画を立てずに、症状を引き起こす食べ物を特定するのは容易ではありません。食物不耐症では、典型的な食物アレルギーとは違い、予想できる原因と結果のパターンにならないこともあります。ちょっと前に食べた間食や食事だけでなく、**1日にとるすべての食べ物が影響します**。それは、バケツにたとえるとわかりやすいでしょう。

ある日はアイスクリームを食べて平気でも、別の日もそうとは限りません。不幸な日にはフォドマップ糖質を知らないうちにたくさん食べてしまいます。朝食には食物繊維たっぷりの朝食シリアル、スキムミルク、コーヒーを2杯、間食にはりんごとシリアル・バー、昼食にはサンドイッチ、ヨーグルト、果物、そして夕食にはニンニク、マッシュルーム、玉ねぎをトッピングしたピザを食べるとします。すると、デザートに食べたあのアイスクリームが犯人だ、ということになってしまいます。けれどアイスクリームは、腹痛が起こる限界で食べてしまっただけで、最低限の影響しか与えていません。このように、あなたのIBSの症状の原因となる食べ物を特定することはとてもむずかしいのです。

実際には、食べたものすべてに含まれるフォドマップの合計量が、あなたの許容量である自分のバケツ一杯を超えたために症状を引き起こしたのです。つまり1つの食品をたくさん食べようが、違う数種類の食品を少量ずつ食べようが、結果的には症状を引き起こす多量のフォドマップになるのです。

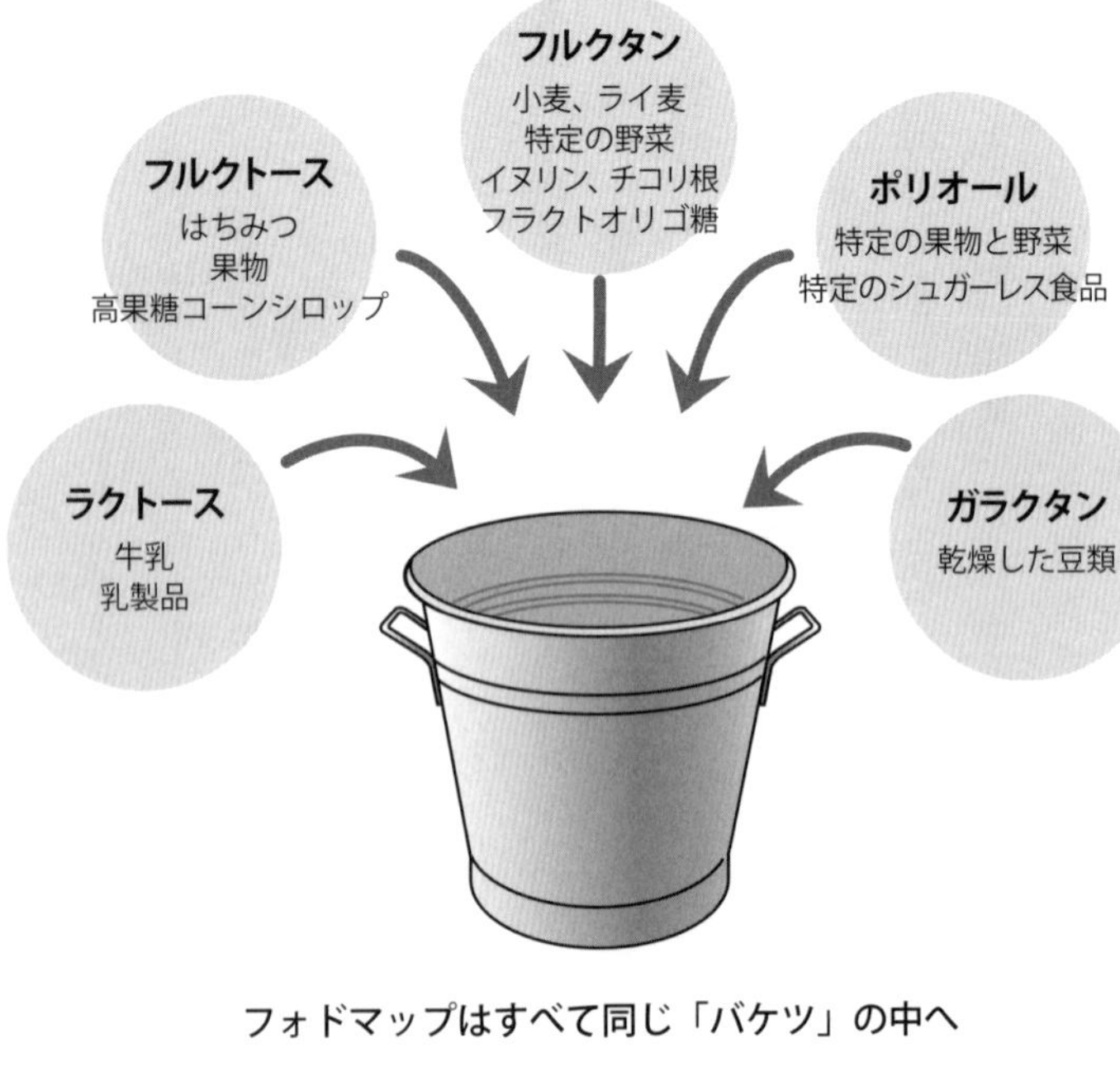

フォドマップはすべて同じ「バケツ」の中へ

フォドマップを食べてから症状が現れるまでの時間についても、検討する必要があります。朝食のスムージーに含まれる、消化されないラクトースとフルクトースは、昼食ごろに大腸へ到達して、腹腔全体に広がるガスと膨満感になってしまいます。結果として生じる腹腔内の圧力のため、昼食を食べて胃が拡張したとたんに腹痛が起こるかもしれません。あなたは昼食に食べた何かが腹痛の原因になったと思うでしょう。でも、昼食に食べたものを思い出しても原因は見つかりません。

しかし、あなたがフォドマップ除去食事法をしっかりと実行すれば、これらの問題は解決するはずです。

実験可能な除去食

あなたの症状を引き起こす食べ物を特定する方法は、除去食と呼ばれるものです。除去食はずっと続けるためのものではありません。学習することがその目的であり、実際はあなたを対象にする実験と言えます。フォドマップ除去食は、自分がフォドマップ糖質に対して過敏かどうか、どのフォドマップが症状を引き起こすのか、あなた自身で見つけるためのものです。その名が示すとおり、除去食ではＩＢＳの症状の原因として疑われる食べ物を除去します。

ステップ3と4で登場する除去段階は、食事制限がとても厳しくなっています。まず、食事のなかのフォドマップ糖質を多く含む食べ物を除去していきます。フォドマップを含む食品がIBSの症状を引き起こす原因であった場合、あなたの症状はすぐ改善されます。通常は2週間以内によくなります。

しかし、フォドマップを含む食品を永久に食べられない、ということではないので心配しないでください。次のステップはチャレンジ段階で、フォドマップ糖質を1種類ずつ自分自身でためし、症状を観察します。1回1種類のフォドマップをよく注意しながら食事に戻していきます。このようにすれば、自分がどのフォドマップに対してどれくらいの許容量があるかわかるのです。

チャレンジ段階は約6週間で終了することができますが、都合に合わせて延長することも可能です。

チャレンジ段階が終われば、あなたは自分の許容範囲内で最大限の食べ物を選ぶための情報を得ているはずです。1種類の食べ物を、ある日にはたくさん食べ、「代償」を払うか払わないかを自分で決めることができます。いったんコントロールできるようになれば、あとは自分で決められるのです。

フォドマップ除去食事法の効果をなるべく正確に判定するために、プログラム実行中は、ほかの日常的な習慣、たとえばエクササイズや水分摂取などを同じように続けてください。そうすることで、症状が改善されたとき、フォドマップを除去したからだとわかります。日常的な習慣のうち、とくに処方薬については、主治医の指導なしで勝手に服用をやめないようにしてください。

もし、このようなプロセスを面倒だと感じる人は、本書のなかのサンプルメニュー、「食べられる」もののリスト、レシピをぜひ利用してください。プログラムすべてを行わなくても、これらを使ってＩＢＳに適した食品を選ぶことができます。

フォドマップ除去食事法の目的ではないもの

フォドマップ除去食事法は減量するための食事法ではありません。体重を増やす必要のあるＩＢＳ患者さんもいます。それでもＩＢＳの症状が起こらないように、食べ物の種類や分量を制限しなければなりません。マラソンのトレーニングやきつい肉体労働などの激しい活動では、高カロリーの摂取が必要になります。体重を増やしたり減量したりすることがあなたの健康にプラスになるのであれば、フォドマップ除去食事法を使って、自分が十分耐性のある食べ物を特定することで、その目標を達成できる確率が大きくなります。

よくある質問　146ページ　Q6〜Q16

第1章　除去段階

「はじめに」を読んでいらっしゃらない方のために、フォドマップ除去食事法の概要をもう一度お伝えしておきます。**食事に含まれる特定の糖質への不耐症が原因と考えられるＩＢＳの症状から、自分自身を解放することが本書の目標**です。まずそれらの疑わしい糖質をまったく含まないか、わずかに含む基本食を食べることから始めます。この食事があなたを救うのであれば、すぐに体調がよくなるはずです。普通は２週間以内に効果が現れます。その後は手順に従って、１回に１種類の糖質食品を食事に戻していきます。そのときの症状を観察すれば、どの食べ物が自分のＩＢＳを引き起こすか特定できますので、その食品を制限したり避けたりすれば症状を防ぐことができるのです。

第１章ではステップ・バイ・ステップで除去段階を説明します。

ステップ1 フォドマップについて学び、医師に相談してフォドマップ除去食事法開始の準備をする

◇ここまでのページを読んで、フォドマップ除去食事法の背景にある原理を理解してください。

◇ガス、膨満感、下痢、便秘、腹痛などの症状について医師の診察を受け、消化器疾患、婦人科的な問題やそのほかの医学的な原因が否定されていますか？ もしまだ診察を受けていないなら医療機関に予約を入れてください。というのも、あなたは自分自身をＩＢＳと診断することはできないからです。

◇「フォドマップ除去食事法で専門的サポートが必要な人」（↓27ページ）を読んで、自分がこの食事法に向いているかをまず確認してください。ほかの疾患があったり処方薬を飲んでいる方は、この機会にぜひ管理栄養士に相談されることをおすすめします。

◇「食べられる」もののリストにあっても、食品アレルギーや、自分が飲んでいる薬と反応するものや、そのほかの理由で食べられないものは避けてください。

◇原則として、ＩＢＳに関連する他の条件は変えないようにしてください。毎日飲んでいる薬や現在受けているほかのＩＢＳの治療があれば、除去段階のあいだはそのまま続けてください。薬を処方する医師に相談せずに、定期的に服用する維持投薬をやめないでください。

◇IBSの頓服薬を処方されている場合は、このプログラムのあいだその薬を中止することができます。

◇食物繊維のサプリメント、便軟化剤などの便秘薬については、どうすればいいか、現時点ではっきりと答えられません。これらの薬は市販もされていますが、便秘の既往症がある場合、とくに数日以上続く便秘など、主治医によりその薬が治療計画のなかで重要に位置づけられていることもあります。その薬を飲まないようにするか、最小限の用量にとどめれば、フォドマップ除去食事法を行うことで、どのフォドマップに耐性がないかなど、より多くのことがわかるでしょう。一時的にやめても大丈夫かどうか確かでない場合は医師に相談してください。また、非発酵性の食物繊維サプリメントに変更したり、下剤の用量を減らすことも選択肢の1つです。

◇プロバイオティクス・サプリメントをすでに飲み始めているなら、プログラム実施中も続けてください。まだ飲んでいなければ次の機会まで待ち、プログラム実施中に新しいプロバイオティクス・サプリメントを始めないでください。

◇栄養不良を積極的に治療している人を除いて、このプログラム実施中はマルチビタミンやミネラルのサプリメントを飲まないことをおすすめします。栄養サプリメントにはIBSの症状に悪影響を与えるものもあり、問題になる可能性があります。たとえば多量のビタミンCやマグネシウムの服用は下痢の原因になります。ある種類のカルシウムや鉄は便秘や膨満の原因になります。また、ビタミンサプリメントにはフルクトースやその他のフォドマップを含んでいるものがあります。

◇できるだけ多くの栄養素を食べ物からとるために、「食べられる」ものリストの中から可能なかぎり幅広い種類のものを食べてください。

ステップ2 基準の症状の記録

フォドマップ除去食が効果をもたらしているかを確認するのに一番いい方法は、正確に記録をつけることです。まず、除去食を始めるまえの1週間に普段の食事をとりながら自分の症状を観察し、次のページの「症状記録シート」に記録しましょう。これが基準となる症状です。もし、すぐにフォドマップ除去食を始める場合は、直前の1週間について症状を思い出して書いてください。除去食を早く始めようとあせるあまり、このステップを飛ばしてはいけません。基準の症状の記録を怠ると、このプログラム全体から多くのことを学べなくなります。実際、一度症状がよくなると、ほんの少しまえに自分がどれだけ苦しんだか、すぐ忘れてしまうものです。

例を参考にして、自分のＩＢＳの症状が日常生活にどのように影響を与えたか書き出してください。

ガス・放屁・腹鳴（放屁の頻度・回数、音が聞こえるか）	実施前	
	実施後	
膨満感（膨満の程度、衣服の窮屈さ、痛み、何時ころ起こるか）	実施前	
	実施後	
腹痛（膨満感がある、放屁や排便で軽快する、部位、痛みの長さ、強さ）	実施前	
	実施後	

症状記録シート

下痢（排便の頻度・回数、便の形状、切迫度など）	実施前	例）毎日のように激しい水様便が3、4回、非常に切迫するときがあり、このあいだの木曜日は職場で危うく間に合わないところだった。とても恥ずかしかった。自分の人生はまるでトイレの近くにいることが目的になっているようだ。長いあいだこのような状態が続いてきたが、最近はさらにひどい。
	実施後	例）除去段階の3日目までに排便が1日1回に減り、便にもちゃんと形状があった。急な便意が来ないという自信があったので、きのうはサイクリングに行くことができた。大きめのパンプキンパイ一切れを食べた翌朝に一度だけ下痢をした。この症状は全体的に90%くらい改善され、とても調子がいいと感じる。
便秘（排便の頻度・回数、便の形状、排便痛、十分な排便、不完全な排便）	実施前	
	実施後	

除去段階の最後に自分の記録シートを見直して、それぞれの症状がどのくらい改善したか自分で考えてみてください。25％か、50％か、75％か、100％か？

どれだけ改善されれば合格だと思いますか？　それはあなた自身で判断してください。

あなたの排便習慣における主観的な健康度と満足感は、数値と同じくらい大切なのです。そのため、IBSの症状が生活に与えた影響をしっかりと自分のことばで表現することが重要です。

ステップ3　フォドマップ除去食メニュー

まず、始めの1週間分のフォドマップ除去食のメニューを考え、書き出してみます。またはこのセクションにあるサンプルメニューを利用したり、少し変更を加えてもいいでしょう。1週間目のメニューは、もちろん2週目に再利用できます。サンプルメニューを採用すれば、除去段階で食べられる食品を十分に確実に準備できるので、あわてずにすみます。

除去段階の最初の2週間は、比較的シンプルなメニューにして、食事の大部分は自分で調理したほうが楽だと思います。この期間は料理に手間をかけるのではなく、むしろ食品ラベルを理解したり、自分の症状を観察したりすることに意識を向けてください。

必要なカロリーは個人で違います。本書のサンプルメニューは、減量や体重増加を促進するためのものではありません。もし体重の増減を望むのであれば、管理栄養士に相談してください。サンプルメニューの量が自分には多すぎたり少なすぎたりする場合は、サンプルメニューを基本にして、食べ物の種類や1回の分量をそのつど増減してください。必要なカロリーがもともと少ないとか、食の細い人は、サンプルメニューの間食を省略する方法もあります。サンプルメニューは、除去段階のメニューを考えるときに必要なガイドラインを示すものとお考えください。

◇除去段階では「食べられる」もののリストにある食品だけを食べます。ないものは食べないようにします。

◇ありがちな間違いに、ある1種類のフォドマップをいつも食べているから大丈夫だと早合点してしまうことがあります。普段は精白パンやヨーグルトを食べても症状が出ないことが多いため、それらは自分にとって問題ではないと思ってしまうのでしょう。なぜこのようなことが起こるのかというと、その症状が起こらない「運がいい」日には、ほかのフォドマップを偶然にも少なめに食べているだけかもしれません。このように、自分で決めつけないようにしてください。ある食べ物を特別扱いもしないでください。除去段階で「食べられる」ものだけを食べたとき、もっとも効果の大きい結果が得られるのです。たった2週間なのですから、あなたはできるはずです！　いろいろな食べ物を自分でためす時間は、あとで十分あります。

◇自分がラクトース不耐症だと決めつけることもやめてください。これまで多くの患者さんが、

IBS患者は「酪農製品（乳、卵）」をとってはいけないと何かで読んだからと食事から除外していました。しかし、これはよくある間違いの1つです。自分で検証し、その必要があると判明しなければ、乳製品に含まれる栄養素を絶つのはやめてください。

◇食品のなかには1回に食べる量が重要なものがあります。太字で示された食品はフォドマップをわずかに含んでいるため、少量しか食べられません。

◇太字で示された食品は、1回の食事や間食で食べられるのはそのうちの1種類だけです。こうすることでフォドマップ総量が非常に少なくなり、症状が起こる可能性が低くなります。

◇太字で示された食品以外のものにはフォドマップが含まれていないので、1回の分量は単に目安として示してあります。自分が必要な量や食欲により増減してください。

この除去段階では、「食べられる」リストにあるものだけを食べ、太字の食品を1回の食事や間食で1種類だけに制限する以外のルールはありません。各食品群からどのくらいの分量を摂取すればいいかなど、詳細については指示していません。あなたが必要とする量は、数多くの他の未確定要素に影響を受けますが、それらについては本書では取り上げていません。健康的に食事する上での基本は、豊富な種類の食べ物をとり、食べすぎないようにすることです。エンプティ・カロリー食品（＊カロリーが高いのに栄養素が低い食品。スナックやファストフードなど）をひかえめにして、なるべく栄養価の高い食べ物をとってください。フォドマップ除去食事法を行えば、あなたの体が求め、必要とする、フォドマップ含有量が低い果物、野菜、全粒穀物、酪農製品をとることが可能になるでしょう。

サンプルメニュー

朝食と午前の間食のメニューのいくつかでは、コーヒーに入れるものを考慮しています。朝食のコーヒーにクリームを入れる場合は、果物は間食までひかえてください。

サンプルメニューには、同じ食品が何度か出てきます。こうすることで、メニューが実用的になるからです。また、ブルーベリーなど傷みやすい食品は悪くなる前に使ったほうがいいので、やはり何度か出てきます。サンプルメニューの食べ物をほかのものに代える場合は、ステップ4の食べ物リストから見つけることも可能です。好みに合ったメニューを自分で一から考えてもいいのです。「レシピ」と表示されているメニューについては、本書の最後にレシピを載せていますのでご覧ください。

＊サンプルメニューの分量は目安です。分量を「カップ」で示してあるものに関して、アメリカの1カップは240cc（㎖）ですが、日本の1カップ200cc（㎖）との差は考慮していません。このメニューの目的はカロリー制限ではありませんので、細字で記されている食品の分量は厳密に守る必要はありません。適宜調整してください。

＊調理法については詳しくは解説していません。紹介した材料に塩、こしょう、しょうゆ、スパイスなどを加えてお好みに調理してください。いくつかのメニューは巻末にレシピを掲載しています。

＊チェダーチーズは、豆腐かカマンベールチーズに置き換えることができます。

＊60ページのコラムでも触れていますが、どの場合でも主食はごはん（白米、玄米）に置き換えることができます。

1日目

朝食

コーンフレーク（小麦粉が入っていないもの）　1カップ

アーモンドミルク　1カップ

バナナ（熟したもの）　1／2本

間食

アーモンド　軽くひとつかみ

昼食

〈チキンサンドイッチ〉

米粉パン（小麦やライ麦が入っていないもの）　2枚

鶏肉　50〜60g（ささみ1本分くらい、部位は好みで）

レタス、トマト、マヨネーズ　大さじ2
にんじんスティック（生または茹でて）　小1／2本

間食

ブルーベリー　1／2カップ
チェダーチーズ（または豆腐）　1切れ（30g）
ミニトマト　8個

夕食

焼き鮭　1切れ
ベイクドポテト　中1個、**サワークリーム　大さじ1・5**
〈サラダ〉
　ベビーリーフ　2カップ
　赤パプリカのスライス　1／2個分
　オリーブオイル　小さじ1、バルサミコ酢　大さじ1

飲み物

水、日本茶、紅茶　好きなだけ
レギュラーコーヒー　1日1杯

2日目

朝食

オートミール粥　1カップ
アーモンドミルク　1カップ
バナナ　1／2本

間食

せんべい　中判2枚
ゆで卵　1個

昼食

〈トルティーヤサンド〉
コーントルティーヤ（小麦粉の入っていないもの、フライパンで温める）　2枚
ツナ缶　小1個
レタス、トマト、マヨネーズ　大さじ2
オレンジ　小1個
にんじんスティック（生または茹でて）　1／2本

間食

チェダーチーズ　1切れ（30g）
チェリートマト　8個

夕食

グリルチキン（鶏胸肉　1／2枚）
チェダーチーズ　1切れ（30g）
玄米　1カップ

〈サラダ〉
グリーンサラダ用野菜　2カップ
オリーブオイル　小さじ1、バルサミコ酢　大さじ1
ピーナッツバター・クッキー　2枚
⬇ レシピ213ページ

夜食

ブドウ　1／2カップ

飲み物

水、日本茶、紅茶　好きなだけ
レギュラーコーヒー　1日1杯（動物性脂肪の生クリーム大さじ2まで）

3日目

朝食

オートミール粥　1カップ
アーモンドミルク　1カップ
ブルーベリー　1／2カップ

間食

チェダーチーズ　1切れ（30g）

昼食

グリルチキン（鶏もも肉）　1／3枚
焼きズッキーニ　1本
細切りアーモンド　大さじ2
ベイクドポテト　中1個、バター　小さじ1

間食

ピーカンパイ・グラノーラ・バー　⬇ レシピ211ページ

夕食

〈ローストポーク・パスタ〉

ライスパスタ　90g

ローストポーク（または豚ヒレ肉）　100〜120g

オリーブオイル　小さじ2、しょうゆ

にんじん　1／2本

ピーマン　1個

オレンジ　小1個

夜食

アーモンド　軽くひとつかみ

飲み物

水、日本茶、紅茶　好きなだけ

レギュラーコーヒー　1日1杯（砂糖　小さじ1・5まで）

4日目

朝食

じゃがいも（スライスしてバター小さじ2でソテー）　1カップ

卵　1個

オレンジジュース　80㎖

間食

オートミール粥　1／2カップ

細切りアーモンド　大さじ2
アーモンドミルク　1カップ

昼食

〈チキンサンドイッチ〉
米粉パン（小麦やライ麦が入っていないもの）　2枚
鶏肉　50〜60g（ささみ1本分くらい、部位は好みで）
レタス、トマト、　マヨネーズ　大さじ2
にんじんスティック（生または茹でて）　小1／2本
ブルーベリー　1／2カップ

間食

チェダーチーズ　1切れ（30g）
皮をむいてスライスしたキュウリ　1カップ

夕食

〈トルティーヤサンド〉
コーントルティーヤ（フライパンで温める）　2枚
ステーキ肉　100〜120g
焼いた細切り赤パプリカ　1／2カップ
オリーブオイル　小さじ2
ざく切りにしたトマト　1／2カップ
サワークリーム　大さじ1・5

5日目

夜食

ピーカンパイ・グラノーラ・バー

飲み物

水、日本茶、紅茶　好きなだけ

レギュラーコーヒー　1日1杯

朝食

コーンフレーク　1カップ

アーモンドミルク　1カップ

バナナ　1／2本

間食

もち　3個

チェダーチーズ　1切れ（30g）

昼食

ポテトチップ（油で揚げてないもの）　30g

鶏肉　80～100g

グリーンピース　1／4カップ

〈サラダ〉

グリーンサラダ用野菜　2カップ、キュウリ　1／2本

オリーブオイル　大さじ1

バルサミコ酢またはワインビネガー　大さじ2

間食

チェダーチーズ　1切れ（30g）

ブルーベリー　1／2カップ

6日目

夕食

ポークチョップ　1切れ
玄米　1カップ
バター　小さじ2
グリーンピース　1／2カップ
焼いた細切り赤パプリカ　1／2カップ

夜食

せんべい　中判2枚
ピーナッツ　軽くひとつかみ

飲み物

水、日本茶、紅茶　好きなだけ
レギュラーコーヒー　1日1杯

朝食

コーンフレーク　1カップ
アーモンドミルク　1カップ
細切りアーモンド　大さじ2

間食

いちご　1／2カップ
せんべい　中判2枚
ゆで卵　1個

7日目

昼食

ポークチャーハン ⬇ レシピ216ページ

缶詰のパイナップル　1／2カップ

間食

チェダーチーズ　1切れ（30g）

にんじんスティック（生または茹でて）　1／2本

夕食

グリルチキン　100〜120g

キヌアサラダ　1カップ ⬇ レシピ214ページ

オレンジ　小1個

夜食

ピーナッツ　軽くひとつかみ

飲み物

水、日本茶、紅茶　好きなだけ

レギュラーコーヒー　1日1杯

朝食

じゃがいも（スライスしてバター小さじ2でソテー）　1カップ

卵　1個

ベビースピナッチ（ほうれん草の新芽）　1／2カップ

オレンジジュース　80㎖

間食

トースト（米粉パンなど小麦やライ麦を使わないパン）　2枚

バター　小さじ2
アーモンドミルク　1カップ
ポークチャーハン　1人分

昼食

いちご　1／2カップ

間食

赤身ローストビーフ　2切れ
焼いた細切り赤パプリカ　1／2個

夕食

グリルチキン
玄米またはワイルドライス　1カップ
グリーンサラダ用野菜　2カップ
オリーブオイル　小さじ1、バルサミコ酢またはワインビネガー　大さじ1
細切りアーモンド　大さじ2

夜食

いちごシャーベット（砂糖を使用）　1／2カップ

飲み物

水、日本茶、紅茶　好きなだけ
レギュラーコーヒー　1日1杯

よくある質問
154ページ　**Q17～Q21**

For Japanese

フォドマップ除去食事法とグルテンフリー食品

フォドマップ除去食では、フルクタンを含んでいる小麦、ライ麦、大麦が原料ではないグルテンフリー食品を利用することができます。日本でも最近はグルテンフリー人気が高まってきていますが、まだ一般のスーパーなどでグルテンフリー食品を入手することはなかなか困難です。健康食品を扱うお店や通信販売で輸入品を購入することができますが、国産の商品に比べると割高です。また、ほかのフォドマップが含まれていることもありますので、原料を確認する必要があります。ただし、ここで重要なのは、ＩＢＳ患者はセリアック病や非セリアックグルテン不耐症でないかぎり、必ずしもグルテンを避ける必要はないということです（↓188ページQ63）。

日本人にとっては幸運なことに、お米はフォドマップが含まれていませんので、サンプルメニューの主食はすべてお米（ごはん）に置き換えることが可能です。朝食のコーンフレークの代わりにレトルトのおかゆを使えば簡単です。

間食のせんべいも日本には多くの種類のものが売られていますが、原材料はしっかりチェックしてください。市販品には米や米粉以外にも多くの材料や添加物が入っています。買い物をするときは原材料を確認することを習慣にしましょう。たとえば、市販のコーンフレークや玄米フレークには小麦粉が含まれているものがあります。

気をつける必要があるのはパンを食べるときです。一般的に日本で「米粉パン」という名称で売られているパンには、小麦粉が含まれているものもあります。どうしてもパンが食べたい場合は原料から手作りするのがおすすめです。小麦フリーのパンを作る材料としては、米粉のほか、ソバ粉、ホワイトソルガム粉、タピオカ粉なども使用できます。最近はグルテンフリーの米粉パン用ミックス粉や、米粉パンコースの設定があるホームベーカリーも販売されています。レシピサイトなどで「グルテンフリーパン」を検索すると多くのレシピがヒットします。まずはそこから始めてみて、徐々にご自分の好みのブレンドを考えるのも楽しいかもしれません。

For Japanese

日本の無乳糖ミルク事情

アメリカでは無乳糖ミルクが商品化されて広く市販されていますので、原著の除去食ではそれを使ってよいと書かれています。しかし日本では無乳糖ミルクは乳児用の粉ミルクしかありません。雪印メグミルクの「アカディ」は、80％の乳糖を分解処理した牛乳です。除去段階では飲めませんが、価格も手ごろで、少し大きなスーパーでしたら扱っています。牛乳アレルギーや過敏症でない方なら耐性があるかもしれませんので、ためしてみてください。植物性のミルクは、フォドマップを含まない原料のものならば牛乳の代わりに使うことができます。残念ながら、豆乳は除去段階では使えません。

フォドマップを含まない植物性ミルクには、アーモンドミルク、ライスミルク、ヘーゼルナッツミルク、カシューナッツミルク、ヘンプミルク、フラックス（亜麻仁）ミルクなどがあります。ただ、これらは栄養価では牛乳に劣ります。また、輸入品が主体で、価格も高いのが欠点です。

そこでおすすめなのが、日本人にはもっとも身近なお米を使った手作りのライスミルクです。作り方の一例をご紹介しておきます。

【材料】

生の玄米（または白米）　60グラム

水　４００㎖

塩　ひとつまみ

亜麻仁油（オリーブオイルでもよい）　少々

【作り方】

①生の玄米をたっぷりの水に一晩つけ、ザルにあげて流水ですすぐ。

②材料をすべてミキサーに入れ、白っぽくなるまで混ぜる。

③目の細かい布で濾す。

手作りライスミルクは料理にも使えますが、保存がききません。作り置きせず、すぐに飲んでください。

ステップ4　2週間フォドマップ除去食を試し、症状を観察する

◇準備が整ったら、フォドマップ除去食事法の除去段階をスタートします。

◇フォドマップ除去食は簡単に調理できます。ただ、あなたの食生活が外食中心で調理に慣れていないときは少し時間がかかるかもしれません。

◇サンプルメニューを利用するか、「食べられる」ものリストの食品を使って自分の食事に変化を持たせてください。

◇**フォドマップ除去段階の2週間は、このあとで説明する「食べられる」ものリストの食品だけを食べます。**その後は自分で食品を選び、食べても大丈夫か試していただきますが、最初の2週間は「食べられる」ものリストの食品だけを食べてください。また、ソースや食品添加物にも注意が必要です。使われている成分が「食べられる」ものリストに載っていることを確認します。

◇リストにある調理済み食品や加工食品については、すべての原料が「食べられる」ものであることを確認してください。たとえばチキンは食べられる食品ですが、加工されたものについては、必ず原材料ラベルを確認してください。

◇太字で表示されたすべての果物、スイーツ、そのほかの食品については推奨される1回の量

を守ってください。また、太字で示されたものは1回の食事や間食で1種類に制限されています。そのほかの食品については1回の分量は単に目安として示されています。

よくある質問　162ページ　Q22～Q33

穀物とでんぷん

食べられる

ここに挙げた食べ物は、すべて低フルクタン（↓138ページ）と確認されたか、その可能性が高いため食べられます。しかし、小麦、大麦、ライ麦は食べられません。トウモロコシ製品は食べられますが、スイートコーンは食べられません。

◇白米、玄米
◇もち米、もち
◇そば粉、そば（ただし、そば粉100％のもの）
◇雑穀（アマランサス、キヌア、キビ）
◇オーツ麦、オートミール、オーツ粉、オートブラン

◇ビーフン、フォー（ただし、米粉１００%のもの）

◇コーントルティーヤ、コーン１００%のスナック、ポップコーン

◇せんべい

◇じゃがいも、ポテトチップ

◇米ぬか

◇ワイルドライス

◇ライスパスタ、コーンパスタ

●次の原料や表示のあるものは食べられます。

◇コーンスターチ

◇片栗粉

◇難消化性デンプン（レジスタントスターチ）

◇一部の食品添加物（加工デンプン、小麦デンプン、マルトデキストリン）

◇増粘剤（ペクチン、カラギーナン、グァーガム、キサンタンガム）

◇グルテンフリー食品。無グルテンと表示されていれば、小麦が含まれていないと特定できます（グルテンはあなたが避けるべき小麦とは別物です）。ほかに問題になる原料が入ってないか、食品ラベルをチェックしてください。

◇「本製品を製造する工場では、小麦を使用した製品も製造しております」と表示してあ

る食品。食品に含まれるごくわずかな小麦では、フォドマップ除去食事法で問題は起こりません。

食べられない

食品のラベルをよく読んで次のものは避けてください。〔 〕内は要チェックの食品

◇**小麦が主成分であるもの。精白小麦粉、栄養強化小麦粉、中力粉、全粒小麦粉を含む**〔シリアル、パン、クラッカー、パスタ、クッキー、スナック菓子、ビスケット、ケーキ、菓子パン、マフィン、ベーグル、ピザ、ソースやシチュー、カレーなど粘性のあるもの〕

◇**カムット小麦やスペルト小麦などの古代麦**

◇**小麦粒や発芽小麦**

◇**イヌリン**〔クッキーやケーキなど焼成した食品、インスタント・オートミール、シリアル、スナック・バー、グラノーラ・バー、ファイバー・バー、栄養バー、カロリー・バー〕

◇**フラクトオリゴ糖**〔低脂肪クッキー、スナック・バー、グラノーラ・バー、ファイバー・バー、栄養バー、カロリー・バー、シリアル〕

◇**フルクトース、結晶果糖、果糖ぶどう糖液糖**（↓137ページ）〔クッキーやケーキなど焼成した食品、スナック・バー、グラノーラ・バー、ファイバー・バー、栄養バー、カロリー・バー、シリアル〕

◇ソルビトール、ソルビット、マンニトール、イソマルト、キシリトール、マルチトール、ラクチトール、ポリデキストロース、水素化澱粉水解物〔低糖質スナック、栄養バー〕
◇糖蜜〔クッキーやケーキなど焼成した食品、ピーナッツバター〕
◇濃縮果汁〔パン、クッキーやケーキなど焼成した食品、スナック・バー、グラノーラ・バー、ファイバー・バー、栄養バー、カロリー・バー、シリアル〕

よくある質問 169ページ Q34〜Q35

果物

食べられる

果物は、フォドマップ除去食でいちばん制限が厳しい食品群です。この食事法を実行すれば果物の量はかなり減りますので、野菜を増やすことで摂取量を補います。というのも、野菜と果物は同じ栄養素を供給しているからです。

フルクトースがグルコースより多く含まれる果物は、除去段階では食べられません。ポリオール（↓140ページ）を含む果物も同様です。ただし、次のリストにある果物はフルクトースとグルコースが均衡していて、1回分に含まれるフルクトースの量がそれほど多くなく、ポリオールも少ないので食べられます。これらの果物は、生のまま、冷凍、缶詰のどれでも大丈夫です。

バナナについては、熟した状態になるとデンプンが糖に変わります。糖は均衡していてより高い耐性がありますので、除去段階では一定量の熟したバナナが食べられます。

果物は1回に摂取する分量が重要となり、制限されています。1回の食事で摂取するフルクトースが多すぎると、グルコースと均衡している場合でも症状が起きる可能性があります。

自分が重度のフルクトース吸収不良であると判明した場合は、さらに量を減らすか、除去段階の2週間は果物をすべて控えるようにしてください。

◇バナナ（熟したもの）　1／2本
◇ブルーベリー　1／2カップ
◇みかん　中1個
◇オレンジ　小1個
◇いちご、クランベリー、ラズベリー　1／2カップ
◇ブドウ類　1／2カップ
◇マスクメロン、赤肉メロン、ハネデューメロン　1／2カップ

◇キウイフルーツ　中1個
◇パパイヤ　1／2カップ
◇パイナップル　1／2カップ
◇ドラゴンフルーツ、ドリアン、カクタスフルーツ、ランブータン　1／2カップ
◇ブルーベリージュース　80㎖
◇オレンジジュース　80㎖
◇レモンジュース、ライムジュース　80㎖

●次の原料や表示のあるものは食べられます。
◇ペクチン
◇砂糖

食べられない

食品のラベルをよく読んで次のものは避けてください。（ ）内は要チェックの食品

◇**フルクトース、結晶果糖**（果汁飲料、フルーツカクテル、清涼飲料、ジャム、フルーツゼリー、フルーツ味のキャンディー、ケチャップなどのソース、プルーンエキス、チャツネ、プロテイン・パウダー）

果物

食べられない

◇**果糖ぶどう糖液糖、高果糖液糖**（↓137ページ）（果汁飲料、フルーツカクテル、清涼飲料、ジャム、フルーツゼリー、フルーツ味のキャンディー、ケチャップなどのソース、プルーンエキス、チャツネ）

◇**濃縮果汁、濃縮還元果汁**（カロリー・バー、スナック・バー、果汁飲料、フルーツカクテル、果物ジャム、ドライフルーツ、フルーツグミ、アイスキャンディー、クッキー、あらゆる種類の「健康的」「自然な甘さ」と宣伝している菓子類）

◇**フルーツジュースがベースのカクテル**（テキーラサンライズ、シーブリーズ、ピニャコラーダ、マイタイ、ダイキリなど）

◇**自然食タイプのサプリメントに含まれる乾燥フルーツやプロテイン・パウダー**

野菜

食べられる

ガラクタン（↓142ページ）や短鎖フルクタン（↓138ページ）を多く含む野菜は、除去段階では食べられません。また、最低限の量を超えるポリオール（↓140ページ）を含む野菜も食べられません。一部の野菜では、グルコースよりもフルクトースが多く含まれています。次に挙げる野菜はガラクタンや短鎖フルクタンをごくわずかしか含まないので食べられます。

これらの野菜ではフルクトースの量が多くなく、ポリオールをまったくか、ごく少量しか含んでいません。

◇たけのこ
◇もやし
◇にんじん、ベビーキャロット
◇トマト、ミニトマト
◇トマト缶（ただしトマトペーストは不可）
◇パプリカ
◇赤唐辛子
◇アサツキ
◇キュウリ
◇ナス
◇レタス
◇ラディッシュ
◇長ネギ、わけぎ、あさつき（緑の部分のみ）

◇ほうれんそう、ベビースピナッチ
◇かぼちゃ
◇ズッキーニ
以下のものは示された分量に制限します。
◇チンゲン菜　1／2株
◇ピーマン　1個
◇さやいんげん　1／2カップ
◇グリーンピース　1／2カップ
◇オクラ　1／2カップ
◇さつまいも　1／2カップ
◇カブ　1株

●料理のヒント

◇乾燥したものも含め、オレガノ、バジル、パセリ、タイム、ローズマリーなど葉状のハーブは食べられます。
◇大きめに切った玉ねぎやニンニクを油で炒め、その油だけ使うことはできます。フルクタンは水溶性なので、玉ねぎやニンニクをシチューやスープのなかで煮込まないようにしてください。

食べられない

食品のラベルをよく読んで次のものは避けてください。〔 〕内は要チェックの食品〕

◇**オニオンパウダー、乾燥オニオン**〔あらゆる加工食品、原材料、添加物〕
◇**ガーリックパウダー、乾燥ニンニク**〔あらゆる加工食品、原材料、添加物〕
◇**トマトペースト**〔トマト缶、ソース、調味料、ピザ〕
◇**フルクトース、結晶果糖、果糖ぶどう糖液糖**（↓137ページ）〔ソース、調味料、加工済みサラダ〕
◇**自然食タイプのサプリメントに含まれる乾燥野菜、ニンニクタブレット、ニンニクカプセルなど**

よくある質問
171ページ
Q36

脂質

食べられる

ナッツ、タネ類、オリーブなどは脂質をおもに提供するため、この食品群に含まれます。ナッツとタネ類はフォドマップを少量含んでいるので、1回の分量が制限されています。植物性食物油はフォドマップをまったく含んでいません。

牛乳から作られた脂質は、通常ラクトースを含んでいます。ラクトースは1回1グラム以下の少量ならば除去段階でも食べられます。太字のものは量を守ってください。

◇油類すべて（大豆油、ココナッツオイル、ガーリックオイル ➡ レシピ210ページ など）

◇マーガリン

◇マヨネーズ

◇タルタルソース

◇オリーブ

◇ココナッツ果肉、ココナッツクリーム、ココナッツミルク

◇バター

以下のものは示された分量に制限します。

◇**ナッツ類（ピスタチオ以外） 15gまたは大さじ2**

◇ピーナッツバター、アーモンドバター　大さじ2
◇種子類（ごま、松の実、ひまわりの種、かぼちゃの種など）大さじ2
◇クリームチーズ　大さじ2
◇純生クリーム　60㎖
◇サワークリーム　大さじ2

食べられない

食品のラベルをよく読んで次のものは避けてください。（　）内は要チェックの食品）
◇**イヌリン（水溶性食物繊維）**（スプレッド、ドレッシング、ソース、ホイップクリーム（植物性脂肪）、コーヒーフレッシュ／クリーミングパウダー（植物性脂肪）、低脂肪サワークリーム、低脂肪クリームチーズ）
◇**フラクトース、結晶果糖、果糖ぶどう糖液糖**（↓137ページ）（ピーナッツバター、マヨネーズ、ホイップクリーム（植物性脂肪）、コーヒーフレッシュ／クリーミングパウダー（植物性脂肪））
◇**フラクトオリゴ糖**（ホイップクリーム（植物性脂肪））
◇**オニオンパウダー、乾燥オニオン**（サラダ用ドレッシング、ソース、調味料）
◇**ガーリックパウダー、乾燥ニンニク**（サラダ用ドレッシング、ソース、調味料）

よくある質問 171ページ Q37

肉、牛乳

食べられる

肉、魚、鶏肉、牛乳、乳製品などを含むこの食品群はタンパク質をおもに供給します。豆類、乾燥した豆類、レンズ豆はガラクタンを多く含むため、除去段階ではタンパク源として食べられません。

乳製品には多量のラクトースを含むものがあり、除去段階では食べられません。除去段階で食べられる乳製品は、1回の分量にラクトースを1グラム以下しか含んでいないものです。太字で示された食品は1回の分量が制限されています。

添加物がない肉、魚、鶏肉にはフォドマップは含まれていません。

◇牛肉
◇豚肉
◇鶏肉、七面鳥その他の鳥類
◇魚介類（甲殻類、貝類を含む）
◇ラム、マトン

◇チェダーチーズ、スイスチーズ、パルメザンチーズ、ブリチーズ、モッツァレラチーズ、フェタチーズ、カマンベールチーズ

◇**シェーブルチーズ（ヤギ乳チーズ）28g**

◇**リコッタチーズ　1／3カップ**

◇**ケフィア　120㎖**

◇卵

◇豆腐

●次の原料や表示のあるものは食べられます。

◇食べられる食品や成分で「本製品を製造する工場では、牛乳を使用した製品も製造しております」と表示してある食品

◇ホエイプロテイン・アイソレート

◇大豆レシチン

◇大豆油

◇グァーガム

◇カラギーナン

食べられない

食品のラベルをよく読んで次のものは避けてください。〔 〕内は要チェックの食品）

◇**ベイクドビーンズ、インゲン豆、うずら豆、黒豆、枝豆、ライ豆、ワックス・ビーン、白インゲン豆、ヒヨコ豆、ブラックアイ・ビーンズなどの豆類、すべての乾燥豆**〔スープ、ディップ、冷凍食品、サラダ〕

◇**大豆や枝豆、豆乳、納豆などの大豆製品、アズキやアズキ製品**

◇**牛乳**（乳糖が入っているもの）、**脱脂粉乳、バターミルク**

◇**ヨーグルト**（乳糖が入っているもの）

◇**ホエイプロテイン・コンセントレート**（乳糖が入っているもの）

よくある質問　172ページ　**Q38～Q43**

スイーツ、飲み物、その他

食べられる

食べられるスイーツも、除去段階では1回に砂糖40gまでに制限されています。太字の食品は示されている分量に制限されます。スイーツでポリオールを含むものは食べられません。また、フルクトースが過剰なスイーツも食べられません。小麦粉、スペルト小麦（古代麦）粉、カムット粉やベサン粉が原料のスイーツにはフルクタンが含まれているので食べられません。次の食品は示された分量ならば食べることができます。

◇アーモンドミルク　２４０mℓ
◇ココナッツウォーター　２４０mℓ
◇ライスミルク　２４０mℓ
◇お茶（紅茶、日本茶、しょうが茶、ミント茶、カモミール茶、ブレンド茶など）　1杯
◇キャンディー、チョコレート（食べてよい原料のみ）　28g
◇アイスクリーム（乳糖の入ってないもの）　1／2カップ
◇シャーベット（食べてよい原料のみ）　1／2カップ
◇ジャム、ゼリー　大さじ1・5
◇レギュラーコーヒー　1日1杯まで
◇濃縮サトウキビジュース　大さじ1・5
◇メープルシロップ（100%のもの、ホットケーキ用シロップは不可）　大さじ1・5
◇砂糖（ブラウンシュガー、きび砂糖、粉砂糖、グラニュー糖など）　大さじ1・5
◇シロップ各種（サトウキビシロップ、シュガーシロップ、糖蜜、コーンシロップはフルクトースの多いものは不可）　大さじ1・5

◇ソフトドリンク（加糖のもの）　３５０㎖
◇黒コショウ

アルコール

アルコール飲料は腸を刺激しますので、飲む量を制限し、なるべく食事と一緒に飲むようにしてください。

◇ビール　３５０㎖
◇ワイン（赤、白）　１杯
◇蒸留酒（ウォッカ、ジン、ウイスキー）　30㎖

食べられない

食品のラベルをよく読んで次のものは避けてください。〔　〕内は要チェックの食品）

◇**はちみつ**
◇**フルクトース、結晶果糖、果糖ぶどう糖液糖**〔炭酸飲料、清涼飲料、ホットケーキ用シロップ、市販のドレッシングやビネガー、ケーキ、クッキー、ペストリー、ガムシロップ、キャンディー、アイスクリーム、シャーベット〕
◇**糖蜜**〔ガム、キャンディー、清涼飲料、栄養バー、スナック・バー、クッキー〕
◇**小麦粉**（スペルト、カムット、栄養強化、漂白、精白などすべて）

よくある質問 176ページ Q44〜Q48

◇**ロゼワイン、ラム、甘いアルコール飲料**（マルガリータ、ピニャコラーダ、スイートマティーニ、サワー、トロピカルなど）

◇**アイスクリーム**（乳糖の入っているもの）

◇**ソルビトール、ソルビット、ポリデキストロース、マンニトール、イソマルト、キシリトール、マルチトール、ラクチトール、水素化澱粉水解物**（液体の飲み薬、風味付け炭酸水などの清涼飲料、ガム、キャンディー、のど飴、アイスクリーム、シャーベット、低糖質スナックや栄養バー、練りわさびなど）

◇**イヌリン**（ファイバー・バー、栄養バー、カロリー・バー、アイスクリーム、シャーベット）

◇**チコリ根やその抽出物**（ハーブティー、代用コーヒー、ファイバー・バー、栄養バー、カロリー・バー、アイスクリーム、シャーベット）

◇**フラクトオリゴ糖**（低脂肪クッキー、グラノーラ・バー、カロリー・バー）

◇**ポリデキストロース**（キャンディー、ケーキ、プリン、ゼリー、アイスクリーム、シャーベット）

食品ラベルを読み取るヒント

食べられる

食品表示ラベルを読み取るときの参考にしてください。

◇アスパルテーム
◇カラギーナン
◇乾燥サトウキビ汁
◇キャスター糖
◇グラニュー糖
◇黒コショウ
◇高マルトース・コーンシロップ
◇粉砂糖
◇コーンスターチ
◇コーンシロップ固形物
◇塩
◇上白糖
◇スクロース
◇サトウキビシロップ
◇加工デンプン
◇きび糖
◇キサンタンガム
◇グァーガム
◇グルコース
◇原料糖
◇ココアパウダー
◇小麦のでんぷん
◇コーンシロップ
◇サッカリン
◇シュガー・シロップ
◇しょうゆ
◇サトウキビ結晶糖
◇上白糖

◇ステビア
◇精糖
◇大豆油
◇デメララシュガー
◇てんさい糖
◇バイタル小麦グルテン
◇発酵コーンシロップ
◇バーシュガー
◇ブドウ糖
◇ベーキングパウダー
◇ペクチン
◇マルトデキストリン
◇有機砂糖

◇スクロース（ショ糖）
◇大豆レシチン
◇チョコレート
◇転化糖
◇難消化性デンプン
◇麦芽エキス
◇パン酵母
◇ビネガー
◇ブラウンシュガー
◇ベーキングソーダ・重曹
◇ホエイプロテイン・アイソレート
◇マルトース（麦芽糖）

食べられない

このリストに食べられないものすべてがのっているわけではありません。「食べられる」ものリストにのっていない食べ物は、基本的に除去段階では食べられません。

- ◇アガベシロップ
- ◇イヌリン
- ◇カムット
- ◇グリセリン
- ◇玄米シロップ
- ◇水素化澱粉水解物
- ◇精白小麦粉
- ◇ソルビトール、ソルビット
- ◇中力粉
- ◇糖蜜
- ◇ドライミルク固形物
- ◇はちみつ
- ◇果糖ぶどう糖液糖（→137ページ）
- ◇イソマルト
- ◇栄養強化小麦粉
- ◇キシリトール
- ◇結晶果糖
- ◇小麦粒
- ◇スペルト
- ◇全粒小麦粉
- ◇チコリ根の抽出物
- ◇テキスチャード・ベジタブル・プロテイン
- ◇トマトペースト
- ◇濃縮果汁
- ◇発芽小麦
- ◇フラクトオリゴ糖

◇ブルガー小麦
◇フルクトース固形物
◇ポリデキストロース
◇マンニトール
◇ラクチトール
◇フルクトース
◇ホエイプロテイン・コンセントレート
◇マルチトール
◇ヤギ乳
◇ラクツロース

よくある質問　180ページ　Q49〜Q54

「食べられる」ものリストにない食べ物

世界には本書の「食べられる」ものリストにない食べ物が何千とあります。そのなかの一部は、フォドマップ除去食事法のチャレンジ段階にならないと食べられません。本書にまったく出てこない食品、飲み物、原料はどうなのでしょう。じつは、それらの栄養成分の資料は見つけられなかったのでここでは取り上げていません。そのため、除去食で食べられるか食べられないか、はっきりと断言できません。

しかし、幸いなことに、フォドマップ除去食事法はむしろやりやすくなっています。もちろん本書で取り上げていない食品が禁止ということではありません。そうではなく、**除去段階とチャ**

レンジ段階では、本書に出てこない食品は食べない、というだけなのです。チャレンジ段階が終了したあとは、今まで自分に耐性があったその食品を、また自由に食べてください。そうすれば、その食品があなたのIBSを再発させるのかすぐにわかるでしょう。

ステップ5 除去段階後の症状をもとのIBSの症状と比較する

「IBSの症状がなくなったかって？　はい、消えました！　劇的に変わりました。明らかに違います。ずっとまえに忘れていた幸福という状態を取り戻したみたいです。」（女性患者C）

2週間の除去段階を終えたら、また症状記録シートに記入します。現在の症状と生活への影響はどうなったでしょうか。フォドマップの除去が効果をもたらしたとすれば、あなたの症状は明らかにかなりよくなっているはずです。もしそれほど劇的な変化がなかったときは、記録シートが活躍するでしょう。

この食事法の効果をどのように確かめればいいか、簡単に説明します。

記録シートを見て、フォドマップ除去食を始めるまえの自分のもとの症状を、除去段階の第1週目の症状と比べます。フォドマップ除去食が役割をはたしていれば、症状が現れた回数と内容が軽減しているはずです。生活のなかでＩＢＳの症状がもたらす悪影響も低下しているでしょう。

この食事法がどれだけ自分の健康に貢献するかは、最終的には個人的判断にゆだねられます。フォドマップ糖質を食事から除去したことによって、ＩＢＳの症状が大きく改善されたと判断するのはあなた自身です。

次の２つの結論のうち、あなたの判断はどちらでしょう。

結論1　IBSの症状が劇的に改善した

自分の症状は劇的に改善したとあなたが判断した場合、準備ができしだいチャレンジ段階へ進みます。

結論2　IBSの症状は改善しなかった、または少しだけ改善した

フォドマップ除去食を十分に注意しながらとったにもかかわらず、ＩＢＳの症状が１〜２週間たってもよくならなかったときは、この２〜３日に自分が食べたり飲んだりしたものをすべて書き出してみてください。誰かにいっしょにその記録を見てもらって、「食べられる」ものリストと比べ、知らずに食べてしまったフォドマップを含む食品を探してみます。

何かの理由があって、フォドマップを含む食べ物を食べてしまったことがないか、思い出してみます。べつに恥ずかしいことではありませんので、気にしないでください。誰でも出された食べ物を食べなければならないときがあります。しかし、フォドマップを含む食事を食べてしまう

ことで、あなたの実験が無駄になってしまうのも事実です。自分が食べたり飲んだりしたものにフォドマップが含まれていたとわかった場合は、除去段階をもう1～2週間続けましょう。

それとは別に、自分のＩＢＳの症状の改善を妨げる他の要因がわかるかもしれません。たとえばその週がとくに忙しくストレスの多い週だったとか、ウイルス性疾患になったなどが考えられます。このときも、もう1週間除去段階を続け、再度結果を評価してみてください。

また、あなたが極度のフォドマップ不耐症である可能性も考えられます。その場合は延長した1週間のあいだ、フォドマップをわずかに含んでいる**太字で示された食べ物もすべて食事から除外**してみてください。食べられるものがぐっと減ってしまいますが、1週間だけでよいので実験してみてください。ただし、正当な理由もなく、果物、低乳糖の乳製品、ナッツやほかの多くの食品をずっと食べないでいることはすすめられません。もし延長した週の最後にも症状が改善しなければ、それ以上除去食を続けてもメリットはほとんどないでしょう。その場合は通常の食事に戻し、栄養士や主治医に相談して、他の方法について話し合ってください。

よくある質問

185ページ　**Q55～Q57**

第2章 チャレンジ段階

ステップ6 フォドマップを慎重に食事に戻して症状を観察する

チャレンジ段階では、わざとＩＢＳの症状を誘発してみます。その結果、どの種類のフォドマップが自分の症状を引き起こすかが特定できます。チャレンジ段階の結果によって、今後どのような内容の食事ならば自分に合うかわかるでしょう。

ここで強調したいのは、チャレンジ段階のルールにできるだけ厳密に取り組めば、何が症状の原因かをより正確に学べるということです。ルールを守らず、優柔不断にいろいろな食べ物を自分の食事に戻し始めたら、1か月後には始めるまえと同じように、ＩＢＳの原因が何かわからなくなってしまいます。

あなたがチャレンジ段階を全部終了するまで約6週間かかります。長いと思われるかもしれませんが、新しい食べ物をためすチャレンジはその後も日常のなかで続けることができます。チャレンジの正しい方法を身につけるためにも、決められたとおりにやってみてください。

チャレンジ段階の実施中にはＩＢＳの症状が起こるときがあるので、１日か２日、具合が悪くなっても大丈夫な日を選んでください。

チャレンジ段階のやり方

次のチャレンジ段階記録シートを使用し、それぞれのチャレンジで食べたものと結果を記録していきます。

●チャレンジの注意点

◇除去食で食べてもよい食品は、チャレンジ段階でも引き続き食べられます。
◇1回のチャレンジにつき1種類のフォドマップを選びます。そのチャレンジ中は、ほかのフォドマップにチャレンジしてはいけません。
◇IBSの症状の原因を突き止めるため、1回につき1種類のフォドマップに限ってチャレンジすることが重要です。チャレンジ実施中は、複数のフォドマップが食事に入らないようにくれぐれも注意してください。またチャレンジする食品が、ほかのフォドマップを含んでいないことを確認してください。たとえば、ラクトース・チャレンジのあいだは、はちみつ、果糖ぶどう糖液糖（↓137ページ）、イヌリン、濃縮果汁やほかのフォドマップを含んでいない、プレーンやバニラのヨーグルトを食べるようにします。

◇以下のチャレンジ食品リストはチャレンジ対象のフォドマップを多く含む順番に並んでいますので、リストの下の下のほうにある食べ物はチャレンジに向いていません。たとえばガラクタン・チャレンジで、ベイクドビーンズの代わりに豆乳を使った場合は、結果があまり明らかになりません。

◇チャレンジするフォドマップの順番はとくに決まっていません。まず、自分にとってもっとも重要なフォドマップにチャレンジし、普段あまり食べなれていないものは最後にします。どれから始めるか、自分で決められないときは、実行しやすく結果もわかりやすいラクトースからチャレンジしてください。

●チャレンジ1日目

チャレンジの1日目は、チャレンジ対象の**フォドマップを含む食品を注意しながら少量だけ食べます**。たとえばフルクタン・チャレンジでは、パンを1枚だけ食べます。こうすれば、そのフォドマップに極度の不耐性があるケースにも対応できるのです。つまり、もっと多い分量を食べると起こる可能性のある重篤な反応を起こさないようにしています。

◇もし、慎重にチャレンジしたにもかかわらず具合が悪くなったら、**チャレンジはそこでやめ**

てください。フォドマップ除去食へ戻し、ほかのフォドマップへのチャレンジは体調がよくなってから行うようにします。

●チャレンジ2日目

チャレンジ1日目で問題がなかった人は2日目に進みます。2日目は量を増やしてチャレンジします。少し不安かもしれませんが、ためらわないでください。あなたはＩＢＳの症状を誘発しようとしているのです。

◇テストしている食品群から、できるだけ多くの量を、自分が普段食べるように食べてください。たとえばフルクタン・チャレンジでは、朝食にベーグルを食べ、昼食に大きめのサンドイッチ、間食にはプレーンケーキ、プレーンクッキー、プレーンクラッカーなどを食べ、夕食は玉ねぎとニンニクをたくさん使った全粒小麦スパゲッティを食べます。

◇チャレンジでは一度に1種類だけのフォドマップ糖質を食べます。これまで複数の食品からとっていた数種類のフォドマップによる合計量を、その1種類からのみとるため、かなりの量を食べる必要があります。ただしポリオールとガラクタンは食べすぎないようにしてください。これまでにシュガーレスのポリオール入りキャンディーを食べ慣れていなければ、1、2個にとどめてください。

◇痛みの症状が出てきたら途中でやめてもかまいません。

●次のチャレンジ

◇1つのフォドマップ糖質のチャレンジと次のチャレンジの間は、最低3日間あけ、そのあいだは基本の除去食を食べるようにしてください。もし便秘になったり、チャレンジで重篤な症状が現れたりしたときは、体調が回復するまでの期間、除去食を食べてください。

◇準備ができ次第、次にチャレンジするフォドマップを決め、実行します。

ラクトース・チャレンジ

以下のリストのうち、できるだけ上位にある食べ物を選んでください。上位のほうが下位のものよりも1回分に多くのラクトースが含まれているので、チャレンジがより効果的です。ラクトース・チャレンジでは食べ物といっしょにラクターゼ酵素のタブレットをとらないでください。

食品ラベルを読んで、はちみつ、果糖ぶどう糖液糖（↓137ページ）、イヌリンや他のフォドマップが含まれていないことを確認してください。

▼ラクトース・チャレンジで使用できる食品は次のとおりです。

①エバミルク
②ホエイ・プロテインや、ホエイを加えたプレーンヨーグルトまたは低脂肪ヨーグルト（砂糖のみ添加可）
③牛乳（成分無調整、低脂肪）
④ヤギ乳
⑤ミルクセーキ（バニラ味かストロベリー味）
⑥フローズンヨーグルト、アイスクリーム、ソフトクリーム（バニラ味かストロベリー味）
⑦プレーンヨーグルトまたは低脂肪ヨーグルト（砂糖のみ添加可）
⑧ギリシャヨーグルト（砂糖のみ添加可）
⑨高脂肪アイスクリーム
⑩カッテージチーズ
⑪ケフィア

よくある質問 186ページ **Q58～Q60**

チャレンジ記録シート

ラクトース・チャレンジ	
	食べたもの・飲んだもの
1日目 慎重なチャレンジ	
	食べたもの・飲んだもの
2日目 最大限のチャレンジ	
結　果	

フルクトース・チャレンジ

フルクトース・チャレンジは3日間行います。最初の2日間はフルクトース・チャレンジAの食品のみで行い、3日目になったらフルクトース・チャレンジBの食品も加えます。

●フルクトース・チャレンジA

次のリストの上位にある食べ物を選んでください。上位のほうが下位のものよりも、1回の分量にフルクトースがグルコースより多く含まれているので、チャレンジではより効果的です。食品の原料をチェックして、フルクトース以外のフォドマップを含む食品を除外してください。

▼フルクトース・チャレンジで使用できる食品は次のとおりです。

①結晶果糖の入った清涼飲料(成分表には結晶果糖、フルクトース、フラクトースなどと記載)
②アガベ(リュウゼツランの根から抽出される天然甘味料)シロップ、アガベネクター
③果糖ぶどう糖液糖の入った清涼飲料(炭酸入りソフトドリンク、アイスティーなど)
④果糖ぶどう糖液糖の入ったパンケーキシロップ、ソース、ケチャップ、ジャム、ゼリー
⑤はちみつ
⑥「食べられる」果物やジュースをたくさん

⑦「食べられる」果物のドライフルーツ（干しブドウ、乾燥クランベリーなど）
⑧濃縮果汁飲料
⑨マンゴー（生またはドライ）
⑩アスパラガス

●フルクトース・チャレンジB

次のリストの上位にある食べ物を選んでください。上位のほうが下位のものよりも、1回の分量にフルクトースがグルコースより多く含まれ、ポリオールも多く含まれているので、チャレンジではより効果的です。

①濃縮果汁（洋ナシ、りんご）
②ドライフルーツ（洋ナシ、もも、りんご）
③洋ナシ、洋ナシジュース
④もも
⑤すいか
⑥りんご、りんごジュース
⑦アップルサイダー、アップルソース

チャレンジ記録シート

フルクトース・チャレンジ	
1日目 慎重な チャレンジ	食べたもの・飲んだもの
2日目 最大限の チャレンジ	食べたもの・飲んだもの
3日目 フルクトース・ チャレンジBの 食品を加える	食べたもの・飲んだもの
結　果	

フルクタン・チャレンジ

次のリストの上位にある食べ物を選んでください。上位のほうが下位のものよりも、1回の分量にフルクタンが多く含まれているので、チャレンジではより効果的です。食品の原料をチェックして、ほかのフォドマップが多く含まれている食品を除外してください。「パンや焼き菓子」には、パン、ベーグル、イングリッシュ・マフィン、ピザ生地、ロールパン、クッキー、ケーキ、マフィン、ペストリー、プレッツェル、クラッカーが含まれます。

▼フルクタン・チャレンジで使用できる食品は次のとおりです。

①チコリ根抽出物またはイヌリン入りのファイバー・バー、プロテイン・バー、スナック・バー
②食物繊維入り朝食シリアル（原料にチコリ根、イヌリン、小麦ブラン、ライ麦、大麦を使用）
③ライ麦パン、ライ麦入り焼き菓子
④小麦粒、ブルガー小麦
⑤大麦
⑥クスクス
⑦ニョッキ
⑧ブロッコリー（ポリオールも含有）

⑨玉ねぎ、オニオンパウダー
⑩芽キャベツ（ポリオールも含有）
⑪キャベツ
⑫ビーツ
⑬ナッツ、ピーカンナッツ、クルミを制限量より多めに
⑭タネ類、ごま、松の実を制限量より多めに
⑮エシャロット
⑯長ネギの白い部分
⑰ニンニク、ガーリックパウダー
⑱パスタ（精白小麦、全粒小麦）
⑲パン、焼き菓子（精白小麦、全粒小麦、混合小麦）
⑳スペルト小麦のパン、焼き菓子
㉑イースト菌を使っていないサワーブレッド（精白小麦、全粒小麦）
㉒「食べられる」野菜のうち太字で示したものを制限量より多めに

よくある質問　188ページ　Q61〜Q64

チャレンジ記録シート

フルクタン・チャレンジ	
1日目 慎重な チャレンジ	食べたもの・飲んだもの
2日目 最大限の チャレンジ	食べたもの・飲んだもの
結　果	

ポリオール・チャレンジ

リストの上位にある食べ物を選んでください。上位のほうが下位のものよりも、1回の分量にポリオールが多く含まれているので、チャレンジではより効果的です。

▼ポリオール・チャレンジで使用できる食品は次のとおりです。

①「シュガーレス」キャンディー、のど飴（甘味料としてマルチトール、ソルビトール、ソルビット、イソマルトオリゴ糖、ラクチトール、マンニトール、キシリトールなどの糖アルコール、ポリデキストロースなどの水溶性食物繊維、HSHなどのトウモロコシデンプンから抽出した糖を使用しているもの）＊ポリオールを非常に多く含むものもあるので気をつけてください。

②「低糖質」と表示してあるスナック・バー

③ プルーンジュース

④ プルーン

⑤ 干しイチジク

⑥ ブラックベリー

⑦ マッシュルーム

⑧ カリフラワー

⑨ナツメヤシ、デーツ
⑩サクランボ
⑪「シュガーレス」ガム（甘味料としてマルチトール、ソルビトール、ソルビット、イソマルトオリゴ糖、ラクチトール、マンニトール、キシリトールなどの糖アルコール、ポリデキストロースなどの水溶性食物繊維、ＨＳＨなどのトウモロコシデンプンから抽出した糖を使用しているもの）
⑫サヤエンドウ、スナップエンドウ（フルクタンも含有）
⑬桃
⑭ネクタリン
⑮アンズ
⑯アボカド
⑰プラム
⑱フェンネルの葉
⑲スイートコーン
⑳生のイチジク

チャレンジ記録シート

ポリオール・チャレンジ	
1日目 慎重な チャレンジ	食べたもの・飲んだもの
2日目 最大限の チャレンジ	食べたもの・飲んだもの
結　果	

ガラクタン・チャレンジ

ガラクタンはガラクトオリゴ糖としても知られています。次のリストの上位にある食べ物を選んでください。上位のほうが下位のものよりも、1回の分量にガラクタンが多く含まれているので、チャレンジではより効果的です。

▼ガラクタン・チャレンジで使用できる食品は次のとおりです。

①乾燥豆、水煮豆（フルクタンも多く含有）
②レンズ豆
③インゲン豆
④ピスタチオ（フルクタンも多く含有）
⑤ヒヨコ豆、フムス
⑥納豆、テンペ、大豆ミートのバーガー
⑦豆乳
⑧ヒマワリの種を制限量より多めに
⑨アーモンドを制限量より多めに
⑩レギュラーコーヒーを制限量より多めに

チャレンジ記録シート

ガラクタン・チャレンジ	
	食べたもの・飲んだもの
1日目 慎重な チャレンジ	
	食べたもの・飲んだもの
2日目 最大限の チャレンジ	
結　果	

ステップ7 チャレンジ段階の結果を判定し食事を変更する

ここまであなたは、食事からフォドマップを除去しようとがんばってきました。そしてチャレンジ段階を無事に終えました。チャレンジのあいだ、自分のＩＢＳの症状を詳細に記録してきたので、どのフォドマップが症状を引き起こすのかわかったことでしょう。

この時点までくると、今後どのように食事をとっていけばいいかなど、疑問がたくさんあると思います。ここからはみなさん１人ひとりが、自分のチャレンジの結果をふまえて、それぞれの食事計画を考えないといけません。そのため、ここからの説明は少し難しくなっています。

大切なことは、**ＩＢＳの症状を起こさないために、１食または１日のフォドマップ総量が許容量に収まるように食事内容をコントロールしていく**ことなのです。

「よくある質問」では、チャレンジ段階で直面しがちな具体例を取り上げています。きっとあなたにあてはまる質問もあるはずです。大好きな食べ物をあきらめないために、参考にしてください。

よくある質問 190ページ Q65～Q89

ステップ8　症状が起こらない範囲で最大限に種類の豊富な食事を楽しむ

ついに最後のステップです。

このタイトルのことば1つひとつが重要です。食べ物や食べることを恐れるのではなく、あなたが満足する食べ物をおいしく食べてほしいのです。間違った考えや時代遅れの思い込みで、過度の食事制限をしないでください。少しずつ食品をためしていって、可能なかぎり食事に制限をなくせばよいのです。種類の豊富な食事は、多くの栄養素をとるためにとても重要です。たとえ除去段階に近い状態を長いあいだ続けることになるとしても、それぞれの食べ物リストからできるだけ多くの種類の食品をとるようにします。許容範囲内でできるだけ食物繊維をとるように心がけてください。

自分のＩＢＳにはどの食べ物なら大丈夫かを判断するのはあなた自身です。特定の食べ物や、特定の食品群をまるごと除去する必要はありません。いつも自分の症状とよく相談しながら進めていってください。

第3章　もうひとつの方法――1種類ずつ除去していく

これまでご紹介してきたように、ふだん私がおすすめしている方法は、すべてのフォドマップをいったん食事から除去してから、1種類ずつ戻していき、症状の変化を観察する方法です。しかしそれがむずかしいという方のために、ここでは別の方法をご紹介しましょう。通常の食事をとりながら、1種類のフォドマップを除去していく方法です。

私がすべてのフォドマップを除去する方法のほうを優先する理由は、ドラマチックな変化が目に見えるからです。当然ですが、患者さんはすぐにでも症状を改善したいはずです。みなさん長年効果のない食事で時間を無駄にしてきているので、早く結果が欲しいのです。フォドマップ除去食事法が有効なのかを1~2週間で知りたいと思っているのです。

でも、ほかにも食事制限がたくさんあるとか、食べ物の選り好みが激しいときは、フォドマップを1種類ずつ除去していく方法のほうがいいでしょう。たとえば、子どもやティーンエージャーにとっては食事内容を一変してしまうことは肉体的、精神的によくないと両親や医療関係者が考えるのであれば、こちらの方法がより向いているかもしれません。また、介護付き施設や老人ホームの高齢者など、食事内容を自分で勝手に変えられない事情があるとか、調理を自分でできない人にとっては、より現実的な方法だと思います。

この方法ではまず、次のワークシートを使って、どのフォドマップが自分の食事でもっとも多いかを見つけてください。このワークシートは科学的に有効性が認められるとか、スクリーニングに利用されるといったものではなく、単に常識的な判断にもとづいて計算するものです。当然のことですが、頻繁に食べるもののほうが、たまにしか食べないものよりも健康に大きな影響を与えます。IBSには安全と言われて食べていたパンやパスタなどが、あなたにとっては症状を引き起こすきっかけだったことに気づいていないだけかもしれません。りんごや洋ナシなどフォドマップを含む食品が消化器の痛みの原因であることに気づかずに、健康にいいからという理由でたくさん食べているかもしれません。ですから、自分にとってどの糖質が合っているかを見つける必要があるのです。

フォドマップ記録シート

表の各食品について、ふだん自分が1週間に食べる回数や単位数を入れてください。自分の日常的な食事での7日間合計の摂取量を出してみます。計算が難しい場合は、例をよく見て参考にしてください。

大部分の食品の分量は、計量カップ、重さ、大さじで示されています。書き入れるまえに、計量カップや計量スプーンで、1カップ、大さじや小さじ1杯が実際にどれくらいかを確認してください。計量カップや計量スプーンで食品の量をはかるときは、必ず「すり切り」にします。自分が普段使うお皿、どんぶり、カップなどでも食品を計ってみてください。このように練習しておけば、より正確に記録できます。

食品の1回の量がグラムなどで表示されている場合は計る必要はありません。そのままそのグラムを計算に使ってください。また、パッケージ全体の重量と、自分が1週間に食べる量を比べ、大まかに計算することもできます。さらにパッケージにある栄養成分表を確認してもいいのです。栄養成分表のいちばん上には、1回分の量がグラム表示されています。実際は1回の量より多く食べるのであれば、それも計算に入れてください。

例1 金曜の夜にピザ4切れを食べます。

ピザの1単位は「1／2切れ」ですので、ピザ4枚は「1／2切れ」×8単位となり、1週間の量は「8」と記入します。

例2 1週間にラップサンドを3つ食べます。

480グラムのパックに8本ラップサンドが入っていれば、1本あたり60グラムです。1単位は「30グラム」ですので、1本につき2単位、3本で「6」と記入します。

例3 職場の食堂で購入する大きなクッキーを1週間に1つ食べます。

食堂の従業員に聞いて、冷凍のクッキー生地は1つにつき90グラムだとわかりました。クッキーの1単位は「30グラム」なので、あなたが食べるクッキーは、30グラム×3となり、「3」と記入します。

例4 毎朝、8枚切りのパンを1枚食べます。

食パン1斤は350〜450グラムです。1斤400グラムの食パンでは、8枚切り1枚は50グラム、6枚切り1枚は67グラムとなります。食パン1単位は30グラムですので、8枚切りの場合は50×7を30で割って、約12単位です。

例5 毎日食べるシリアルの箱には、1回の分量は40グラムと書いてありますが、自分の食べる量をはかると80グラムでした。

ということは7日間で14単位食べていることになるので、「14」と記入します。

旬にしか食べない食品もあると思いますが、その場合、旬ではないその食品は現在食べていないので「0」と書いてください。旬のときにその食品をとてもよく食べるのであれば、星印をいれておいてもいいでしょう。

❶ ラクトース・グループ

食　品	1単位	1週間に食べる単位
エバミルク	1カップ	
牛乳、ヤギ乳	1カップ	
アイスクリーム、フローズンヨーグルト、ローファットアイスクリーム、ソフトクリーム	1カップ	
ヨーグルト	1カップ	
ギリシャヨーグルト	1カップ	
カッテージチーズ	1/2 カップ	
ケフィア	1カップ	
タンパク質濃縮ホエイパウダー	大さじ1	
ラクトース・グループ合計		

❷ フルクトース・グループ

食　品	1単位	1週間に食べる単位
結晶果糖入り飲料	1カップ	
果糖ぶどう糖液糖入りの炭酸ドリンク、アイスティー、ジュースカクテル	1カップ	
アガベシロップ、アガベネクター	大さじ2	
果糖ぶどう糖液糖入りのソース、ケチャップ、ドレッシング、たれ	大さじ2	
果糖ぶどう糖液糖入りのパンケーキシロップ、ジャム、ゼリー	大さじ2	
はちみつ	大さじ2	
糖蜜	大さじ2	
グミタイプやチュアブルのマルチビタミンサプリメント	1回分	
洋ナシ、りんご、そのほかの果物	中1個	
カットされた果物（生、缶詰、冷凍）	1/2カップ	
フルーツジュース	100mℓ	
ドライフルーツ	40g	
フルクトース・グループ合計		

❸ フルクタン・グループ

食 品	1単位	1週間に食べる単位
ファイバー・バー、プロテイン・バー、スナック・バー（チコリ根の抽出物やイヌリン入り）	1個	
朝食シリアル（チコリ根の抽出物、イヌリン、小麦ふすま、ライ麦、大麦入りで高食物繊維）	1回分	
ライ麦パン、ライ麦入り焼き菓子	30 g	
大麦	1/2 カップ	
ブルガー小麦	1/2 カップ	
クスクス	1/2 カップ	
ニョッキ	1カップ	
ブロッコリー	1/2 カップ	
芽キャベツ	1/2 カップ	
玉ねぎ	加熱済み¼カップ、生½カップ	
長ネギ	白い部分½カップ	
ニンニク	1かけ、または小さじ1	
エシャロット	1/4 カップ	
ホワイトパスタ、全粒小麦パスタ	1/2 カップ	
キャベツ	1/2 カップ	
酵母パン、イングリッシュ・マフィン、ロールパン、トルティーヤ、ピタパン、チャパティ	30 g	
クッキー	30 g	
ケーキ、マフィン	1/2 個	
ドーナッツ	1個	
クラッカー、プレッツェル	30 g	
ビスケット、スコーン	30 g	
ピザ生地	1/2 切れ	
フルクタン・グループ合計		

❹ ポリオール・グループ

食　品	1単位	1週間に食べる単位
「シュガーレス」キャンディー、のど飴（マルチトール、ソルビトール、ソルビット、イソマルト、ラクチトール、マンニトール、キシリトール、ポリデキストロース、HSH）	1回分	
内服液（マルチトール、ソルビトール、ソルビット、イソマルト、ラクチトール、マンニトール、キシリトール、ポリデキストロース、HSH）	1回分	
低糖質バー	1本	
プルーンジュース	100mℓ	
プルーン	1/4 カップ	
イチジク	生½カップ、乾燥¼カップ	
ブラックベリー	1/2 カップ	
マッシュルーム	加熱済み½カップ、生1カップ	
カリフラワー	1/2 カップ	
サクランボ	1/2 カップ	
「シュガーレス」ガム（マルチトール、ソルビトール、ソルビット、イソマルト、ラクチトール、マンニトール、キシリトール、ポリデクストロース、HSH）	1個	
サヤエンドウ	1/2 カップ	
もも、ネクタリン	1/2 カップ	
あんず	生½カップ、乾燥¼カップ	
アボカド	1/2 カップ	
プラム	1/2 カップ	
スイートコーン（生、冷凍、缶詰）	1/2 カップ	
フェンネルの葉	1/2 カップ	
ポリオール・グループ合計		

❺ ガラクタン・グループ

食　品	1単位	1週間に食べる単位
豆（乾燥、缶詰）	調理済み1/2カップ	
レンズ豆、インゲン豆	1/2カップ	
ヒヨコ豆	1/2カップ	
納豆、テンペ	1/2カップ	
大豆ミートバーガー	1個	
豆乳	1カップ	
レギュラーコーヒー	1カップ	
ガラクタン・グループ合計		

❻ 集計　食品グループそれぞれの1週間の合計単位を入れてください。

グループ	1週間の合計単位
❶ラクトース	
❷フルクトース	
❸フルクタン	
❹ポリオール	
❺ガラクタン	

フォドマップ除去の方法

食品の摂取回数を調べると、ふだんの食事のなかでフォドマップの最大の供給源になっているグループがわかります。1種類を除去していく方法では、まずその最大のグループを除去します。始めるまえに、症状記録シートを（↓44・45ページ）使って自分の症状を評価し、自分の基準となる症状の全体像を明らかにします。症状記録シートは、特定の食品グループを除去したときに症状に変化があったかを判断する上でとても役に立ちます。

まず、フォドマップ記録シートで数値を記入したグループの中から、除外するグループを1つ決めます。7日間のあいだ、そのグループに含まれる食品を食べないようにします。たとえばラクトース・グループを除去するなら、1週間のあいだ、カッテージチーズ、牛乳、ヨーグルト、フローズンヨーグルト、アイスクリームなどを食べないようにします。どんなに好物でも我慢しましょう。たった1週間です。そのあいだ、自分の症状を観察・記録します。それ以前と比べて、明らかに症状が軽快したのなら、今後は自分の食事のなかで何を制限し、コントロールすればよいかを見つけたことになります。

つぎに、一度除去したフォドマップのグループを再び食事に戻し、2～3日のあいだ通常の食事を食べてください。症状がまた起きましたか？　もしそうであれば、除去したグループが少なくとも原因の1つである証拠になります。この結果にどう対処すればいいかは、ステップ7と8を読み返して、ヒントやテクニックを確認してください。食事の変更についてサポートが必要な場合は管理栄養士に相談してください。

あとは同様に、残りのフォドマップのグループを、1つずつ除去して様子を観察していきます。次のフォドマップ除去に移るまえに、必ず2〜3日間隔をあけ、いったん通常の食事に戻してください。

FODMAP

第II部

なぜフォドマップを除去するのか

第4章 フォドマップ除去食事法の根拠

第Ⅱ部では、糖質の吸収不良とフォドマップについて、生理学、生物学、そして食品化学の側面から詳しい説明をしていきます。

第4章では、フォドマップ除去食事法の背景となる科学について説明していきます。少し専門的な話になりますが、興味のある方はお読みください。

第5章では、読者や栄養士さんから寄せられた、本食事法に関する補完的な質問と回答を集めました。これらを第Ⅱ部にまとめた理由は、第Ⅰ部をできるだけ使いやすく、簡単にしたかったからです。

糖質とは何か?

糖質とは、食品に含まれ、さまざまな形態をとる、単一または複数の糖分子で構成される物質です。タンパク質、脂肪とともに、糖質は体にエネルギーを供給します。多くの食品は、タンパク質、糖質、脂肪を同時に供給します。菓子類、甘味飲料、シリアル、穀物、果物、野菜、乳製品には多量の糖質が含まれています。しかし、肉、魚、鶏肉、ナッツ、タネ、脂肪、油には微量か、もしくはまったく糖質が含まれていません。

糖は糖質の基本型です。単糖類は糖分子1つだけで構成されています。グルコース、フルクトース、ガラクトースは単糖類に入ります。二糖類は結合する2つの糖分子で構成されています。そのなかにはスクロース（グラニュー糖）やラクトースがあります。

ポリオールは糖に含まれることもあります。そのなかにはソルビトール、キシリトール、マンニトールなどがあります。

デンプンと食物繊維は複合糖質に入ります。複合糖質は糖鎖の長さと複雑度により、オリゴ糖や多糖類などに分けられます。オリゴ糖は短く単純な構造の糖鎖なので、腸内細菌が容易に接触でき、フォドマップの定義の重要な基準である短時間の発酵を可能にします。多糖類はそれより長い糖鎖で構造も複雑になっていて、枝分かれやフォールディング（＊タンパク質が折りたたまれること）がたくさんあります。多糖類は腸内細菌により十分に発酵するまで長く時間がかかるので、フォドマップではありません。

デンプンでは、グルコースやフルクトースが直鎖上に結合した構造が中心になっています。デンプンを多く含む食品には、米、小麦、トウモロコシ、じゃがいもなどがあります。ほとんどのデンプンは人間の体で消化吸収されるので、フォドマップではありません。

食物繊維は、植物にみられる非消化性の複合糖質で構成されています。フルクタンとガラクタンは食物繊維で、ガラクタンはガラクトオリゴ糖とも言います。食物繊維は人間の消化酵素では分解されません。代表的な食物繊維の供給源とし

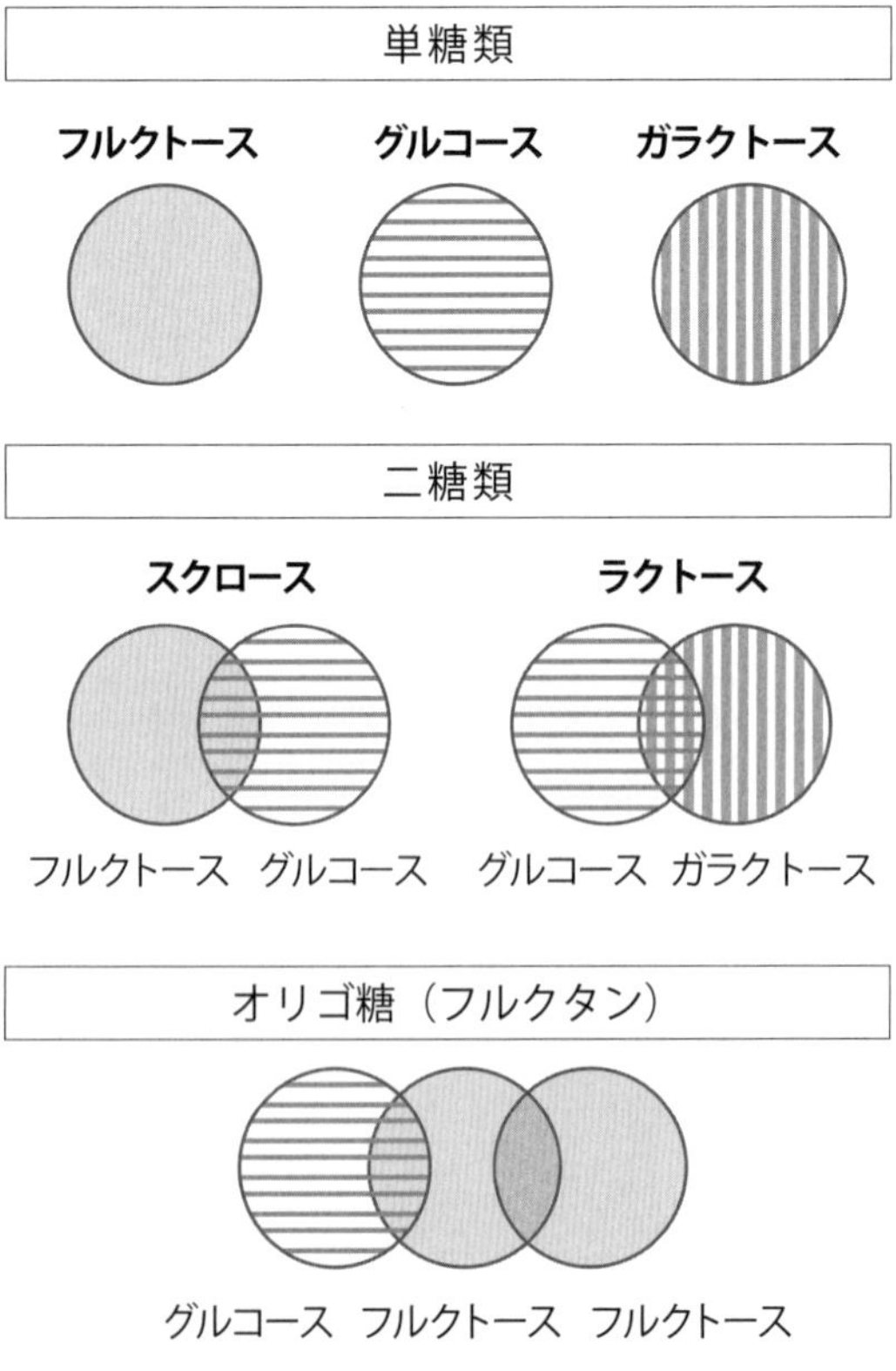

ては、全粒粉、乾燥豆、果物、野菜があります。ＩＢＳ患者の食事法にはあまり関係ないので詳しく触れませんが、食物繊維の呼び方や分類には多くの方法があります。フォドマップに関係してここで注目すべきは、食物繊維が短時間の発酵性を持つかどうかということです。ほかのＩＢＳの治療法では可溶性の食物繊維を価値のあるものと定義しますが、ここでは可溶性であるかないかはそれほど重要ではありません。実際、食物に含まれるフォドマップでは、水溶性であることは欠点になります。玉ねぎ、ニンニク、コーヒー豆に含まれる発酵性の可溶性食物繊維は、調理の過程で飲み物やスープに溶け込むので、フォドマップ除去食事法の除去段階では避ける必要があります。

糖質の消化・吸収のしくみ

消化とは食物の糖質、タンパク質、脂肪を最小単位に分解していく過程です。消化により複合糖質は単糖に分解されます。

糖質の消化は口腔内から始まります。まず歯で食べ物をかみ砕いて唾液に混ぜ合わせます。唾液には消化プロセスを開始する酵素が含まれています。

食物中の糖質は小腸の消化酵素でさらに小さく分解されます。完全に消化されると最小構成単位である単糖類のグルコース、フルクトース、ガラクトースに分解されます。これらの単糖類は小腸の内壁から血流中に入り、栄養として全身に運ばれていきます。これが吸収と呼ばれるプロセスです。

フルクトースの吸収について、同じ食事で食べたほかの栄養素がなぜ影響を与えるかを説明するおもしろいしくみがあります。フルクトースが小腸の細胞壁から吸収される方法には、2つの方法があると考えられます。1つは小容量の拡散で、フルクトースの分子が細胞壁を自力で通り抜けるものです。この方法でアミノ酸が同時に吸収されるとき、余分なフルクトースは流れてしまうと考えられます。

2つ目の方法は輸送システムで、フルクトース分子1個に対して1個のグルコース分子があるときだけ機能します。グルコースとフルクトースのペアがないときには吸収されません。このことは、グルコースとフルクトースが等量である適量のグラニュー糖に対しては、フルクトース不耐症の人でも十分耐性を持つという事実を説明しています。また、フルクトースがグルコースより多くない、ベリー類、特定のメロンや柑橘類などの果物については、少量に対して耐性があります。しかし、これらの「食べられる」ものや飲めるものでも、フルクトース不耐症の人は、多量に摂取すると症状が出る可能性があります。

吸収不良とは？

もし何かによって糖質が分解されなくなったり、小腸の内壁の通過を妨げられると、吸収不良が起こったことになります。多くの原因が考えられますが、代表的なものを挙げてみます。

- 必要な消化酵素がない、または不足している。これは成人におけるラクトース吸収不良によくある原因である。
- 食物の腸通過時間が短い。消化酵素の分解、または吸収に必要な時間が経過するまえに食物が消化器から押し出されてしまう。
- 食事に含まれている糖の総量が、小腸が消化・吸収できる量を超えている。この場合、フルクトースやラクトースの吸収不良は過剰な摂取に対する正常な反応である。
- 食事の組み合わせ。フルクトースはグルコースが存在するところではより完全に吸収され、糖アルコールが存在するところでは吸収が不十分になる。
- 小腸内壁の損傷。原因としては、食中毒、ウイルス、セリアック病、クローン病など。正常な消化酵素の生産や吸収が阻害されている可能性がある。
- 短腸症候群。手術により小腸の一部が切除された場合、吸収不良が起こることがある。
- 小麦ふすまや豆類に含まれる食物繊維などの一部の糖質は、小腸では消化・吸収されない。人

間はこれらの食物繊維を分解する消化酵素を持たない。

小腸で糖質の吸収不良が起こると、吸収されなかった糖質は大腸へ移動してしまい、フォドマップに過敏なＩＢＳの患者さんの大腸で混乱を引き起こします。小腸内細菌異常増殖症が臨床像の一部になるのであれば、フォドマップは同じように小腸に由来する症状の原因となる可能性があります。

下痢と便秘の原因となる「浸透」

フォドマップにみられる共通した特徴の1つは、高い浸透圧活性です。ここでの浸透とは、大腸内の糖が高濃度になることが原因で、糖を薄めるために体内の水分が腸壁の半透性の細胞膜を通って大腸に集まってくるという意味です。

大腸の主な機能の1つは、便から水分を吸収して血流中へ送ることです。それにより便は液状から固形になり、排せつできるようになります。ところが、浸透圧活性糖質の吸収不良が起こると、このプロセスが妨害されるばかりか、逆に大腸腔内に水分が出てきます。その結果、浸透圧性下痢とも呼ばれる切迫した水様便になることがあります。

しかし、ＩＢＳの患者には下痢だけでなく、便秘傾向の人も見られます。この理由も、フォドマップの浸透圧活性との関連で簡単に説明できればよいのですが、じつはそれほど単純ではありません。腸の運動性には非常に複雑な働きがあります。ホルモン、神経伝達物質、炎症、腸内細菌などと同じように、体にとり入れる食物の成分は、通過時間に影響を与える1つの要因でしかありません。便秘の人は、水素の代わりにメタン、または水素とともにメタンを発生する腸内細菌を持つ傾向があることがわかっています。フォドマップの発酵性は便秘傾向の人にとって、おそらく大きな重要性を持っています。というのは、フォドマップがメタンガスを産生する腸内細菌を活性化して、それがやがて便秘を引き起こすからです。現時点ではフォドマップが腸内の水分量バランスに、予測できない形で影響を及ぼしていることは間違いありません。私の経験では、低フォドマップ食により、便秘型ＩＢＳの症状が改善されることが何度も起こっています。

発酵と腸内ガス

それぞれのフォドマップは、腸内の常在菌の働きにより急速に発酵するのが特徴です。大腸には何十億もの菌が常在しています。実際、人間の体細胞の10倍もの数の細菌が人間の体には存在していますが、それが正常なのです。細菌は生き続けるためにエネルギーが必要で、消化過程の初期で吸収されなかった単糖類や複合糖質類を摂取して生き続けます。人には食物繊維を消化する酵素がありませんが、細菌はそれを持っています。

発酵とは、細菌による糖質の分解のことを言います。発酵によって細菌が生きるためのエネルギーが作られます。老廃物として、発酵時には短鎖脂肪酸、水素ガス、二酸化炭素ガス、そして一部の人ではメタンガスが作られます。一方で、これらのガスの一部は結腸で他の菌に消費され、アセテート、メタン、硫酸塩、硫化水素を産生します。残りのガスは呼気に吸収、排出されるか、腸内のガスとなり肛門から排出されます。通常、人はガスを1日に約0・47リットルから1・9リットル作り、多くて14回、肛門から排出します。

細菌による食物繊維の発酵は、少なくともある程度までは、基本的に正常で好ましいことです。腸内細菌により産生された短鎖脂肪酸は健康にとって重要で、結腸の上皮細胞の主要栄養素になります。短鎖脂肪酸はガンや心臓血管疾患の予防で重要な役割を果たすことがあります。

糖質のなかには他のものより短時間で発酵するものがありますが、**フォドマップはすべてが急速な発酵性**を持ちます。フォドマップにより細菌が短時間で大量のガスを産生し、IBS患者の腹痛、膨満、過剰なガスの原因になります。またIBSの人は、フォドマップを摂取することにより、そうでない人より多くのガスを産生すること、そしてIBSのタイプが違うと、違う種類のガスを産生することを裏付けるいくつかの証拠があります。

フォドマップのなかには、いわゆる善玉菌による発酵を引き起こし、短鎖脂肪酸の産生の促進をするために、食品に特別に加えられるものもあります。これらの添加物は、プレバイオティクスとも呼ばれ、イヌリンとフラクトオリゴ糖が含まれます。しかし一部の人では、それらが急速に発酵し、ガス産生が増加することで症状を悪化させる可能性があります。

「プレバイオティクス」という言葉は「プロバイオティクス」とは違います。「プロ」バイオティクスは、健康効果の目的で意図的に摂取されることもある「善玉菌」のことです。「プレ」バイオティクスとは、善玉菌が食べる糖質食物です。多くのプレバイオティクスはフォドマップです。サプリメントと食品には善玉菌を活性化させるために、この両方を含んでいるものもあります。

フォドマップ糖質について

フォドマップ（FODMAP）とは、発酵性（Fermentable）のオリゴ糖（Oligo-saccharides）、二糖類（Di-saccharides）、単糖類（Mono-saccharides）、そして（And）ポリオール（Polyols）の頭文字をつなげた略語です。そのなかで食物に含まれるフォドマップ糖質は、具体的には、**ラクトース**、**フルクトース**、**フルクタン**、**ポリオール**、**ガラクタン**があります。ここでは、それぞれについて詳しく説明していきます。

●ラクトース

ラクトースは牛乳のなかにもっとも多く含まれる糖で、グルコースとガラクトースで構成されている二糖類です。小腸でラクトースがグルコースとガラクトースに分解されるためには、分解酵素のラクターゼが必要です。ところが多くの人は十分なラクターゼを産生できないので、分解が不十分となり、摂取されたラクトースを完全に吸収することができません。このラクターゼ欠乏症には、原発性と続発性の両方があります。

原発性のラクターゼ欠乏症は、生きるために乳糖を消化する必要がある乳幼児では、ほとんどみられません。しかし、成長に伴ってラクターゼの量は減少し、成人の90%がラクターゼ欠乏症といわれています。これはとくにアフリカ系、ユダヤ系、ネイティブ・アメリカン系、メキシコ系、アジア系の人にみられます。地球上で乳牛が育つ気候の地域では、牛乳と乳製品は経済と食の主要な部分を占めています。興味深いのは、先祖が北ヨーロッパの遺伝子をもつ人は、成人後も一定レベルでラクトースを消化する能力をもっている傾向がみられる点です。

続発性のラクターゼ欠乏症は、未治療のセリアック病、胃腸炎、クローン病や短腸症候群など、小腸内壁のラクターゼ産生細胞を損傷、もしくは除去する疾病が原因で起こることがあります。小腸が直接のダメージを受けていなくても、疾病の結果、消化・吸収にかかる時間よりラクトースの通過時間が短くなってしまったことにより、続発性のラクターゼ欠乏症が起こることもあります。

牛乳1カップには、通常11グラムから15グラムのラクトースが含まれています。ヨーグルトやケフィアなど発酵乳製品に含まれるラクトースは、細菌がその一部を分解するため少なくなっています。しかし、加工中にホエイやホエイ固形分が加えられた場合、ラクトースが多いこともあります。無殺菌牛乳、ヨーグルト、ケフィアはフォドマップ除去食事法の除去段階では食べられません。

ハードチーズ（＊水分38％以下の長期熟成チーズ。チェダー、エメンタール、パルミジャーノ・レッジャーノなど）にはラクトースがまったく、またはほとんど含まれていません。チーズの製造過程で凝乳からホエイは除去されます。ラクトースはホエイに含まれているので、この段階でその大部分がチーズから取り除かれます。熟成の間、有用微生物は残りのラクトースを食べつくす性質があります。サワークリームとバターにはラクトースはわずかしか含まれていません。

無乳糖ミルクと無乳糖乳製品はラクターゼ酵素で前処理されています。ラクターゼ酵素はラクトースを単糖に分解し、その結果１００％ラクトースフリーの製品になります。アメリカとカナダでは数種類のラクトースフリー製品のブランドが食料品店で広く販売されています（→61ページ）。商品ラベルが「ラクトースフリー」と書いてあっても、原料にほかのフォドマップが含まれていないかチェックしてください。

あまり知られていませんが、処方薬にはラクトースが含まれています。ラクトースは充填剤やコーティングとして、処方薬の約20％、市販薬の約６％に使用されています。皮肉にもこれは消化器疾患や胃腸障害の治療薬についても同じです。それらには、一部の鎮痙薬、イモジウムなどの止痢薬の錠剤、炎症性腸疾患の薬のメサラジン、ブデソニド、プレドニゾロン、それにパンクレアチン酵素も含まれています。このように薬を何種類も飲む人は、かなりの量のラクトースを摂取している可能性があります。薬に含まれるラクトースへの耐性が１日１グラム以上の人もいますが、そうでない人もいます。

●フルクトース

フルクトースは単糖類です。食品業界では甘味料として、スクロースに替わり高果糖コーンシロップが好まれるようになり、アメリカでのフルクトースの摂取量は１９７０年以降大幅に増加しました。総カロリー量に対する消費量は、１９７０年代は約８・８％でしたが、１９９０年代には11・５％に上昇しました。

近代的な輸送手段、食品加工、貯蔵法などができる以前と比べ、１年を通じて質の高い果物が手に入り、あらゆる種類の甘味料が簡単に買えることも、現代社会におけるフルクトース摂取量増加の要因になっています。わずか１００年ほど前まで、私たちの祖先は、その土地に実る旬の果物と、乾燥保存や缶詰にできる果物だけ食べていたはずです。はちみつを作るためには、まず蜂の住みかを見つけ、蜂から蜂の巣を奪い取ってはちみつを絞り出さなければならなかったのであって、車で食料品店へ行きビンに入っているはちみつを買うのとはわけが違っていたでしょう。「結合していない」フルクトースは、はちみつ、高果糖コーンシロップ、果物に含まれています。フルクトースのグルコースに対する割合は、それぞれの食品で違っています。フルクトースは、スクロースの形態でグルコースと結合し、スクロースにはフルクトースとグルコースが同量含まれています。

食品に含まれるフルクトースの量がグルコースの量と同じである場合、フルクトースはより完全に吸収されます。フォドマップ除去段階で特定の果物を少量ならば食べられたり、グラニュー糖が食べられたりする理由はそこにあります。とはいえ、フルクトースの吸収速度は遅く、また人によって異なります。フルクトースとグルコースが均衡している食べ物でも、分量が多ければ吸収容量を大きく上回ってしまうため、過敏な人では症状が起きる原因となります。

したがって除去段階の「食べられる」ものリストでは、すべての種類の果物やスイーツの分量が制限されているのです。

フォドマップ除去食事法では、フルクトースが過剰に含まれている食べ物は除去段階で完全に避ける必要があります。フルクトースが過剰とはどういうことかというと、1回の分量にフルクトースがグルコースより0・2グラム以上多く含まれている場合です。ずいぶんわずかな差ですが、ほとんどの場合で1％未満の差です。

どうやら食品業界の人たちは、高果糖コーンシロップとグラニュー糖に大きな違いはないと思わせたがっているようです。たしかにどちらも糖であり、グルコースとフルクトース両方を含み、過度な肥満の一因になります。しかし、IBSの患者にとっては重要ないくつかの違いがあります。

トウモロコシ精製業協会によると、高果糖コーンシロップは、食品業界ではおもに3種類の調合で販売されているそうです。フルクトース42％、55％、90％の3つです。フルクトース42％の調合では、結合していない過剰なフルクトースを含みませんので、除去段階でも摂取できます。しかし、フルクトース55％と90％の調合は明らかに結合していない過剰なフルクトースの定義に当てはまるので、症状の原因となることがあります。

食品ラベルの成分リストでは、その食べ物や飲み物に含まれる高果糖コーンシロップがどの調合であるかは示していません。したがって、除去段階ではすべての高果糖コーンシロップを避けたほうがいいでしょう（＊日本では「ぶどう糖果糖液糖」であれば食べられる。次頁コラム参照）。

フルクトース・チャレンジでは、さまざまな高果糖コーンシロップを自由にためしてください。トウモロコシ精製業協会は現在、「高果糖コーンシロップ」の代わりに「トウモロコシ糖」ということばを使用する取り組みをしていますが、それが実現すればトウモロコシ糖が含まれる食品についても同じことが言えます。通常のライトコーンシロップならば過剰なフルクトースが含まれていないので、フォドマップに過敏な人でも十分に耐性があります。

同じように、「玄米シロップ」の場合についても、食品ラベルから高フルクトースか低フルクトースかが読み取れないため、除去段階では食べられません。

For Japanese

日本での高果糖コーンシロップの食品表示

高果糖コーンシロップ（異性化糖）について、日本農林規格（JAS）では、フルクトース（果糖）の割合によって異なる名称がつけられています。

- ぶどう糖果糖液糖……果糖含有率（糖のうちの果糖の割合）が50％未満のもの。
- 果糖ぶどう糖液糖……果糖含有率が50％以上90％未満のもの。
- 高果糖液糖……果糖含有率が90％以上のもの。
- 砂糖混合異性化液糖……右記の液糖に10％以上の砂糖を加えたもの（ぶどう糖果糖液糖であれば「砂糖混合ぶどう糖果糖液糖」となる）。

つまり、アメリカと違い日本では、食品表示が「ぶどう糖果糖液糖」であれば除去段階でも食べられますが、「果糖ぶどう糖液糖」や「高果糖液糖」は食べられないということになります。

食品表示をチェックする習慣がつけばすぐにおわかりになると思いますが、フルクトースを含むこれらの異性化糖は、清涼飲料水、ゼリー、アイスクリームなどの冷菓をはじめ、缶詰、パン、みりん風調味料などさまざまな食品で甘味料として使用されています。

また、コーンシロップの原料となるトウモロコシはアメリカから輸入されたものがほとんどで、その多くが遺伝子組み換えされたトウモロコシですが、それについての表示義務はありません。

●フルクタン

オリゴ糖の1つであるフルクタンは、複数のフルクトース糖鎖で構成されています。それらの鎖の長さはさまざまですが、そのなかで短鎖と中鎖は急速に発酵し、浸透圧活性であるため、フォドマップと定義されます。短鎖フルクタンは多くの場合フラクトオリゴ糖と呼ばれます。少しだけ長い鎖のイヌリンもフォドマップに含まれます。小麦など穀物のフルクタン含有量は、小麦の種類、生育条件、さらにはパンを焼く温度と時間によっても違ってきます。

人間はフルクタンに含まれるフルクトース分子の重合体（ポリマー）を分解できる酵素を産生しないので、フルクタンは小腸で消化・吸収されません。

アメリカの食事でのフルクタンの3大食物源は、小麦、玉ねぎ、ニンニクです。アメリカ人は、パン、ピザ、ベーグル、シリアル、パスタ、クラッカー、焼き菓子などを大量に消費するため、小麦から摂取する分だけでフルクタン全体の約70%を占めます。ライ麦はアメリカではあまりポピュラーな食べ物ではありませんが、北ヨーロッパではフォドマップの大きな供給源となっています。

小麦はＩＢＳの症状の原因とは絶対に疑われないくらい、大部分のアメリカ人にとって主食になっていますが、「犯人」は日常に潜んでいるのです。実際、私の患者さんは「小麦が原因なんてことがあるのですか？　私は毎日小麦製品を食べるし、問題ない日もありますよ！」と言うのです。これらの人の多くは、果物、野菜、牛乳、豆類の量を制限した食事をとることで、これまで症状に対処してきました。この方法だとフォドマップ総量が減るため、症状が軽快し対処できるレベルに戻る可能性がありますが、栄養素が限られ、多量のエンプティ・カロリー食品を含んだ食事になります。

自分のＩＢＳの症状が小麦で悪化するとわかったなら、あなたはとても重要なことを学んだことになります。小麦をもう二度と食べられない、とまではいきませんが、自分のＩＢＳの症状をコントロールできるようにするため、小麦を摂取する際には、種類、量、頻度などを慎重に選択しなければなりません。

イヌリンは食品表示ラベルで「チコリ根抽出物」と書かれることがあります。イヌリンは、とくに一部のヨーグルト、ケフィア、朝食のシリアルやスナック・バーなどの食品や飲み物に加えられることがあります。この食品添加物のセールスポイントは食物繊維の含有量を増やすことで、場合によっては腸内の「善玉菌」の成長を促進するために加えられます。また同じ理由で、フラクトオリゴ糖が加えられる商品もあります。これは多くのＩＢＳ患者にとって無用であることは一目瞭然です。

●ポリオール

化学構造が糖類とアルコールに類似するため、ポリオールは糖アルコールと呼ばれることがあります。ポリオールは激しい浸透圧活性を示し、ＩＢＳ患者でなくても多量に服用すると強力な下剤の作用をします。単純性便秘にプルーンが有効だと言われるのは、この性質を利用したものです。

ソルビトールはポリオールの1つで、一部の果物に含まれています。プルーンやりんごのほか、洋ナシ、ブラックベリー、イチジク、デーツ、あんず、ネクタリン、桃、プラム、サクランボなどにも含まれています。

多くの野菜が、天然に存在するマンニトールというポリオールを含有しています。マンニトールを多く含む野菜には、マッシュルーム、カリフラワー、スイートコーン、サヤエンドウなどがあります。

甘味料としてのポリオールは、トウモロコシ、さとうきび、ホエイから抽出され、シュガーレス・ガム、シュガーレス・キャンディー、低糖質バーなどに添加されています。それらの食品には、キシリトール、ソルビトール、ソルビット、マンニトール、マルチトール、エリトリトール、イソマルト、ラクチトール、HSHなどが使われています。ポリデクストロースは糖アルコールではありませんが、ソルビトールから抽出されフォドマップの特性をもちます。エリトリトールだけは例外で、研究によると人間では良好に吸収されるそうです。

食品や食事にポリオールが含まれていると、フルクトースの吸収に悪影響を与えます。結合していないフルクトースとソルビトール両方が多く含まれているりんごや洋ナシを食べると、フルクトースの吸収不良の人はとくにつらい思いをするかもしれません。

内服用液体薬（ドリンク剤・シロップ剤も含めて）には、ポリオールで甘くしたものがあります。もしあなたが日常的に液体薬を飲んでいるなら、甘味料に何が使われているか確認してください。ポリオールが使われていれば、同じ薬で液体以外のタイプは扱っていないか薬剤師に聞いてみてください。ただし、その薬を処方する医師の指導を受けずに服用を中止することは絶対にやめてください。

●ガラクタン／ガラクトオリゴ糖

ガラクタンはガラクトオリゴ糖としても知られ、フルクタンと同じようにオリゴ糖の1つです。ガラクタンは複数のガラクトース糖鎖で構成されます。ガラクタンの主な供給源は、ベイクドビーンズ、インゲン豆、ヒヨコ豆、大豆、レンズ豆などの豆類です。私たちすべてにとって豆類は貴重な栄養源であり、ベジタリアンの食事ではとくに重要になります。

ガラクタンはフルクタンと同じように、ガラクトース分子の重合体を分解できる酵素を人間が産生しないため、小腸では吸収されません。大腸内のガラクタンには高い発酵性と浸透圧活性がありますので、ガスの原因になるので、「豆類は「にぎやかな農産物」とも呼ばれています。フォドマップ不耐症の人にとっては、ガラクタンを含む食品に対する耐性を知ることはたいへん重要です。

第5章　よくある質問

Q1 食品化学物質とは何ですか？

食品化学物質のカフェイン、アミン、サリチル酸塩、ソラニンなどは食べ物や飲み物に天然に存在します。食用色素、グルタミン酸ナトリウム、安息香酸、クエン酸など加工食品に添加されるものもあります。食品化学物質への過敏症については、本書で扱う範囲外のため詳しい説明は省いています。

Q2 免疫系が関与する食物過敏症について詳しく知りたいのですが、どうすればいいですか？

アレルギー専門医は、ピーナッツや卵に対するアレルギーなどの「典型的な食物アレルギー」を検査することができます。こうしたアレルギーは、その食品をほんのわずか口にしただけで発症し、じんましん、口腔やのどのはれ、アナフィラキシー・ショックなど重篤な症状を起こすこともあります。

そのほかにも、免疫系が関係している拒絶反応があります。これらの多くは遅発性で、典型的な食物アレルギーよりも摂取量との関連性が高く、特定の食品や食品化学物質を多くとればとるほど拒絶反応が強くなります。食品化学物質には、カフェイン、アミン、亜硫酸塩、硝酸塩、サリチル酸塩や、食品着色料、保存料などがあります。本書では扱っていませんが、心配ならば、これらの化学物質を含む食品のリストを入手して摂取を避けるのがよいでしょう。

Q3 主治医によると、ＩＢＳでは食事は関係ないので何を食べてもいいそうです。なぜ先生はそう言ったのですか？

患者さんは大腸内視鏡検査を受けたあと、鎮静剤がまだ抜けずにボーッとしているとき、よくこのようなことを医師から言われます。おそらく医師は、患者さんに深刻な検査結果を報告しないで済むのがうれしいのでしょう。「よかった、ただのＩＢＳだった」と心でつぶやき、ガンやクローン病ではなかったのでほっとしているのです。主治医はＩＢＳが命にかかわる病ではないことはもちろん知っています。そして、あなたと同じ立場になった経験がないので、ＩＢＳの症状がいかに患者さんの人生を支配するか、わからないのです。医師は豊富な種類の食事をとるのが重要であると考えるため、患者さんが必要以上に食事制限するのを望みません。もし患者さんがやせていれば、しっかり食べてほしいと考えます。ただ、悪気はないにしても、「ＩＢＳに共通する食事法はありません」というのは少し違います。

私は栄養士なので、何を食べるかはもちろん重要だと思っています。消化管では消化・吸収すると同時に、食物から物理的な影響も受けます。栄養素は体内組織の構成要素であるだけではなく、体の１つ１つの細胞に向けて化学伝達物質としても働きます。また、栄養素は私たちの栄養になるだけでなく、腸内共生細菌にも養分を与えます。

もし私が主治医でしたらこう言います。「できるだけいろいろな食べ物を食べるのは重要です。しかし、特定の食品を食べることで症状が起こる患者さんもいます。あなたの課題は自分の体に栄養を与える食べ物を把握し、さらに症状を最小限に抑えることです」。食事の内容に不安があれば、アドバイスをくれる管理栄養士を紹介してもらったり、自分で探してみてもいいでしょう。

Q4 IBSの食物繊維による治療法は、医学論文ではどのように評価されていますか？

食物繊維による治療は、ほとんどのIBS患者に対して効果がまったくなかったか、わずかなものであったと、最近の8つのレビューで同じように結論付けています。2009年に『ブリティッシュ・ジャーナル・オブ・メディシン』で発表された臨床試験の結果によると、4人がサイリウム、33人が小麦ふすまによる食物繊維サプリメントの治療を受け、治療開始から1か月後に腹痛や不快感が軽快したのはわずか1人だったのです。テレビやインターネットなどでの宣伝文句とはほど遠く、さまざまな食物繊維の治療を受けた患者さん11人のうち、実際にはわずか1人の割合でしか持続的な症状を抑えられないのです。

Q5 なぜ主治医は私のフルクトース吸収不良をフルクトース不耐症と呼ぶのでしょう。あまりくわしくないのですか？

食餌性フルクトース不耐症の人たちは、自分の病気について、遺伝性のフルクトース不耐症と区別し説明するためにフルクトース吸収不良という言葉を好んで使います。しかし「食餌性フルクトース不耐症」や「フルクトース不耐症」という言葉は、フルクトース吸収不良から起こる症状を医学的に正確に説明しています。ラクトース吸収不良から起こるラクトース不耐症についても同じです。ですから「不耐症」ということばを使っている医師は知識がないわけでもなく、またフルクトース吸収不良の患者さんを気にかけていないのでもありません。

Q6 フォドマップでIBSの症状が起こる人と起こらない人がいるのはなぜですか?

人によりフォドマップがやっかいな症状を引き起こしたり、起こさなかったりすることの原因がいくつかあります。たとえば、ラクトースを2つの糖に分解し吸収する酵素であるラクターゼの産生量は人により大きく差があります。成人の半数以上ではラクターゼの活動が低下しています。欠乏していると、消化されないラクトースは大腸で細菌の栄養源になります。ラクターゼが欠乏する人でも、一度に2～3グラムのラクトースならば耐性がある場合が多いようです。ただ、ほかのフォドマップと一緒に摂取すると、これより少ない量でも問題を起こすことになります。

一方、フルクトースと糖アルコールでは酵素の欠乏による吸収不良は起こりません。これらの吸収は本来時間がかかるものなのです。現代の私たちの食生活には多量のフルクトースと糖アルコールが含まれています。その吸収があまり効率よくない人もいるので、フルクトースと糖アルコールの吸収不良はある程度までは正常と言えるでしょう。吸収されないものが大腸へ移動し、常在細菌により消化されると、大腸内がカオス状態になる可能性があります。これと同様に、フルクタンやガラクタンが小腸で消化・吸収されないのも正常なのです。本質的に不消化であることは、食物繊維の性質の1つです。

適合性のある腸を持つ人では、これらの食品を多量に食べなければ症状は起きません。実際、規則的な便通を促すためにこれらの食品を意図的に食べる場合もあります。しかし、適合性の低い腸の人では、これらの食品を食べるとＩＢＳの症状が起こります。そのなかには、腸の神経系が敏感で、腸が膨張すると腹痛が起こる人もいます。

また、食物の腸通過時間がとても速い人では、フォドマップが大腸の腸内細菌に到達するまでに、吸収される十分な時間はありません。そうでない人は、腸通過時間は比較的遅くなっています。さらに、呼気中にメタンが含まれる患者さんは、便秘がちだという証拠もいくつかあります。呼気中メタンは大腸の常在メタン生成細菌によって産生されています。これが何を意味しているか現時点では明らかではありませんが、この事実はＩＢＳの患者に便秘がある人とない人がいる理由に関連していると考えられます。

最後に、ＩＢＳの一部の人では小腸内細菌異常増殖症も見られます。これは、小腸で細菌が異常に繁殖し、発酵性糖質が吸収されるまえに細菌がコンタクトできる状態です。

これらのうち、複数またはすべてが原因になりＩＢＳの症状を引き起こすのです。フォドマップ除去食事法では、腸内細菌がもっとも好む食べ物を制限することで、これらの原因により起こる症状が改善されます。

Q7 フォドマップ除去食事法とフォドマップ制限食の違いは何ですか？

同じように聞こえますが、実際には大きな違いがあります。「除去食事法」ということばは短期間の厳密な食事療法のことで、症状を引き起こす食べ物や種類を知る目的があります。本書を読めば実際のフォドマップ除去食事法のやり方がわかります。

一方、フォドマップ「制限食」は、問題の原因となる食べ物や種類がわかってから、最終的に最大限かつ種類豊富な食品を食べるための食事で、低フォドマップ食と言えます。フォドマップ除去食事法の全部を実施できなければ、第3章の「もうひとつの方法」を使い、最初からフォドマップ制限食をとることもできます。

Q8 主治医に食物繊維のサプリメントをとりなさいと言われました。どんなサプリメントをいつとればいいのでしょう？

この質問は、あなた自身が医師に直接聞いたほうがいいでしょう。食物繊維を使った治療法はほとんどの人に効果がないことをデータは示しています。ただし、あなたに効果がある可能性もわずかながらあります。もし、あなたのことをよく知る医師が、食物繊維サプリメントをとってくださいと言うのであれば、そうするのがいいでしょう。

セルロースをベースにした非発酵性食物繊維は、理論上はフォドマップを含みません。しかし市販のサプリメントがフォドマップを含んでいるかいないかの分析はまだ十分に行われていないようです。あなたの消化器官が非常に敏感な場合は、まず現在使用している食物繊維サプリメントを1週間かけて毎日少しずつ減らしていき、最終的にやめてください。それと同時に新しい食物繊維サプリメントを最低限の量からとり始めます。そして毎日少しずつ増やし、1週間かけて製品の有効量まで増やします。食物繊維サプリメントを替えると決めたのであれば、フォドマップ除去食事法を始めるまえに替えて、途中で新しい食物繊維サプリメントをとり始めることは避けてください。

オオバコ種皮サプリメントは慢性便秘の治療に有効であることが研究で示されました。ただし、これらの食物繊維は発酵性で、一部の人では膨満感やガスが増加することがあります。また、小麦デキストリンはイヌリンに似た発酵特徴があります。繰り返しますが、私の知るかぎり、これらの製品についてフォドマップが含まれているかいないかの分析は、まだ実施されていません。

アカシアファイバー、フラックスシード（亜麻仁）、チアシード、ヘンプシードなどはインターネットで人気の食物繊維ですが、いずれもIBS治療への有効性に関して十分な研究は行われていません。現時点で、これらの食物繊維に含まれるすべてのフォドマップ成分について、分析は行われていません。一方、米ぬかとオート麦のふすまは、比較的低いフォドマップ含有量で食物繊維を補えます。

つまり、食物繊維はこれらの低フォドマップ食品からとるのがおすすめです。どうしても食物繊維サプリメントを使用する必要があるのであれば、はじめに使ったものに効果がない場合は別のタイプに替えてみてください。各種のシード（種子）は必ず挽いてあるものにしてください。新しい食物繊維サプリメントを使用するときは少量から始め、所定の量まで徐々に増やしていきます。処方された食物繊維サプリメントに効果がないとか、具合が悪くなるのであれば、摂取を中止することを医師に相談してみてください。

Q9 ベジタリアンはこの食事法を行えますか？

行えます。ベジタリアンの人は除去段階で十分なタンパク質を摂取できないのでは、という印象を抱くでしょうが、詳細を理解すれば摂取できることがわかります。乳卵菜食主義であれば完全菜食主義よりは簡単で、２週間の実験のあいだ、卵、ナッツ、種子類、グリーンピース、豆腐、キヌアなどがタンパク源になります。食事のタンパク質を計算して、女性なら最低でも1日46グラム、男性なら56グラムとるようにします。この量は若者から中年の健康な成人における目安です。高齢者やほかの病気がある人は、安全かつ適量なタンパク質の量を医師に聞いてください。

セリアック病がない人は、セイタンとして知られる肉の代用食品を大豆製品の代わりに利用できます。セイタンはグルテン粉から簡単に作れ、１００㎖でタンパク質20グラムを含んでいます。

Q10 私はフルクトース吸収不良です。本書の方法を実行できますか？

フルクトースに関するセクションは、そのまま当てはまります。それ以外のフォドマップについても、フルクトース吸収不良や食餌性フルクトース不耐症の人はほかの糖質にも不耐性を示すことがよくあります。フォドマップ除去食事法で、食事に含まれるフルクトース以外の糖質を減らすことにより、あなたの体調がよくなるかどうかを調べてみてください。

Q11 この食事法は低糖質ダイエットと比べると、何が違うのでしょう？

低糖質ダイエットは、摂取する糖質を非常に低く抑えるダイエットです。フォドマップ除去食事法は糖質を抑えるのではなく、その種類に着目し、糖質をコントロールする食事です。低糖質ダイエットのような糖質摂取量の制限はありません。

Q12 この食事法は特定炭水化物ダイエット（SCD）や腸心理症候群ダイエット（GAPS）と比べると、何が違うのでしょう？

フォドマップ除去食事法、特定炭水化物ダイエット（SCD）、腸心理症候群（GAPS）には共通のテーマがあります。それは個人の健康と幸福はその人が持つ腸内細菌に大きく影響を受けるという考え方です。この3つの食事法では、食べ物の種類をコントロールして腸内細菌に働きかけようとします。SCDやGAPSはIBSの治療を目的としたものではなく、食事を変えることで個人の身体と精神の健康に、より包括的な効果をもたらそうとするものです。

この3つの方法で食べられる食品には、多くの違いが見られます。しかしもっと重要なのは、食事法の遵守に対する考えの違いです。SCDやGAPSは、フォドマップ除去食事法と比べ、長期継続が要求され、食べ物の調達、買い物、メニューや調理について根本的な変更が求められます。SCDやGAPSの考案者は、長期にわたり完全にその食事法を遵守すれば健康を取り戻せると言っています。ダイエットの原則に対して実験的な方法をためすとか変更を加えることは、ほとんど認められません。

一方で、本書で説明しているフォドマップ除去食事法はより実験的な手法です。2、3週間の最初の除去段階の次に、食べ物の実験となるチャレンジ段階が始まります。「問題になる食べ物」は「違反」にはならず適度に食べられます。フォドマップ除去食事法の目的は、IBSの症状を患者さんが許容できるレベルに抑えることです。これはSCD考案者のゴッツチョール博士やGAPSのマクブライド博士が目指す治療より控えめかもしれません。いずれにせよ、病状、予算、価値観などの条件によって、この3つのうちのどれか1つを選べばいいと思います。

Q13 この食事法はパレオ・ダイエットと比べると何が違うのでしょう?

パレオ・ダイエットの理論では、穀物、豆類、旬ではない果物、加工糖、油など、石器時代に人類が食べていなかったものは、現代の私たちにとっても食べ物ではないとしています。ほとんどの種類のパレオ・ダイエットでフォドマップの多くが自動的に除外されているので、IBSをコントロールできるでしょう。とくに、人類はほとんどの時代で甘味料を自由に利用できなかったという事実は、現在の私たちも習慣の指針にしてよいと思います。ただし、人類は本質的に日和見的で、耐性がある食べ物は何でも口にしてきたので、米、じゃがいも、牛乳、そのほかの食べ物を、個人の持つ耐性にかかわらず食べないというのは理にかないません。

Q14 フォドマップ除去食事法は可溶性繊維やアカシア・ファイバー・サプリメントに大きく依存する治療法と比べると何が違うのでしょう?

高食物繊維の食事法は、ＩＢＳのごく一部の人には有効かもしれません。ただし、以前はすべてのＩＢＳ患者によいとされた高食物繊維の食事法は、現在の医学論文ではもはやＩＢＳによいと結論されていません。最近の８つのレビューでは、食物繊維による治療は、ＩＢＳの症状に対して「効果がまったくなかった」、または便秘型のＩＢＳ患者に「わずかな効果の可能性がある」と、みな同じように結論付けています。これまでＩＢＳ患者へ一律に指導された「高食物繊維」「低脂肪」「赤身肉禁止」は、すべてのＩＢＳ患者に不要であるということがわかっています。

Q15 フルクトース不耐症やラクトース不耐症はうつの原因になりますか？

いくつかの研究では、糖質吸収不良や、トリプトファン、亜鉛、葉酸の血中濃度が低い状態は、とくに女性で抑うつ症状との関連があることが示されました。しかし、これらの研究はフルクトース吸収不良やラクトース吸収不良がうつを引き起こすことを証明するために行われたわけではありません。数多くの疑問がありますが、現在はこの分野の研究は活発ではないようです。にもかかわらず、その発想が一人歩きして、実際に多くのウェブサイトやブログで取り上げられています。

では、フルクトース吸収不良やラクトース吸収不良の人に向けた、今後のためのメッセージとは何でしょうか？　あなたが女性なら、これらの糖質を余計にとらないようにすれば、気分が軽くなり、体調もよくなる可能性があるということです。

Q16 フォドマップを除去することで私の胃食道逆流症は改善しますか？

理論上は多少よくなるでしょう。大腸は腹腔全体に回り込むように折り込まれ、上腹部の胃の近くを横に伸びています。もし結腸が、フォドマップの摂取で水分とガスにより膨張すると、胃に物理的圧力がかかります。そして上方への圧力は、妊娠中に起こるように胃の内容物を食道に逆流させます。この現象は腹部体脂肪が多い人やウエストが短い人では起こりやすいと考えられます。

Q17 サンプルメニューにある一部の食品が嫌いだったり手に入らなかったりします。代わりに何を食べればいいですか？

除去段階で食べられるものなら、どの食品でも代用できます。以下にいくつか例をあげましたので参考にしてください。ご自分の食欲や必要カロリーに応じて量を調節してかまいませんが、太字で示されたものは量を守ってください。

●朝食メニュー

スクランブルエッグ（アーモンドミルク、バター小さじ1）　卵1個
おかゆ
オレンジ　1個

キヌアフレーク　1カップ
アーモンドミルク　1／2カップ

グルテンフリーのパンケーキまたはワッフル
バター　小さじ2
100%ピュアメープルシロップ　大さじ1・5
コーンフレーク（コーン、ライス、キビ、キノア、アマランサスなど）　1カップ
ライスミルクまたはアーモンドミルク　1カップ
いちご　1／2カップ

●昼食・夕食メニュー

鶏ぞうすい（「食べられる」野菜入り）　2カップ
せんべい　4枚
キウイフルーツ　1個

ビーフスープ（「食べられる」野菜入り）　2カップ
おにぎり
ブドウ　1／2カップ

コーントルティーヤ　2枚（チェダーチーズ50グラムをはさむ）
にんじんスティック　1／2カップ
ライスミルクまたはアーモンドミルク　1カップ

タラのハーブ焼き（オリーブオイル、ハーブ）
マッシュポテト（バター、アーモンドミルク）　１／２カップ
ほうれんそうのバター炒め　１／２カップ

サーモンのレモンバター焼き
ミニトマトとズッキーニのグリル　１／２カップ
ごはん　１カップ

赤身牛肉のステーキまたはハンバーグ
マッシュポテト（バター、アーモンドミルク）　１／２カップ
赤パプリカのソテー　１／２カップ

エビのバター炒め
ライスパスタのサラダ（「食べられる」野菜、マヨネーズ）　1・5カップ

マカロニ&チーズ（ライスパスタ、アーモンドミルク、チェダーチーズ）　1・5カップ
ニンジンのグラッセ　１／２カップ

グリルチキン
マッシュポテト（バター、アーモンドミルク）　１／２カップ

ズッキーニのソテー　1／2カップ
きゅうりとトマトのサラダ　1／2カップ

牛肉ステーキ
温めたコーントルティーヤ　2枚
赤パプリカのソテー　1／2カップ
ざく切りトマト　1／2カップ
サワークリーム　大さじ1・5

茹でた小エビ
野菜スープ　1カップ
おにぎり

Q18 ベジタリアン用のメニューはありますか？

サンプルメニューにある肉料理の代わりに次のメニューをためしてみください。

- ◇雑穀とポテトのパン（ピーナッツバターを塗り、スライスしたバナナをのせて）
- ◇ズッキーニのオムレツ
- ◇玄米トルティーヤ（チーズ、レタス、トマト、フェタチーズ、オリーブ）
- ◇野菜チャーハン

Q19 よく外食をします。飲食店でもフォドマップ除去食にするには何を注文すればいいですか？

フォドマップ除去食は自宅で料理したほうが簡単ですが、レストランでも食べられます。焼き鮭、ステーキ、グリルチキンは多くの飲食店のメニューにあり、フォドマップが含まれていないベイクドポテトやごはんも食べられます。オイルとビネガーをかけたサイドサラダもあれば言うことありません（ただし、ドレッシングの玉ねぎに注意）。食べたことのない料理に挑戦するのもいいでしょう。和食だけでなく、タイ料理、中華料理、韓国料理、インド料理など、世界では多くの地域で米が主食になっています。伝統的調味料を使った焼肉、ローストビーフ、グリルまたはローストチキン、焼きエビ、焼き魚などを注文してください。さらに、ごはん、ビーフンやフォーなどお米の麺（チャーハンや焼きそばはネギ抜きに）を注文します。

市販のソースやドレッシングにはとろみをつけるための小麦粉やコーンシロップ（果糖ぶどう糖液糖）が含まれているので使わないか、使ってもほんの少しにしてください。

●コンビニエンスストア

おにぎり、寿司、バナナ、カップ入りのフレッシュフルーツ、ナッツ類、ジェラートまたはシャーベット（甘味料に注意）、トルティーヤチップス、焼き鳥、焼き豚、焼き魚、煮魚、チキンサラダ、ツナサラダ、シーザーサラダ（クルトンは残す）、蒸し野菜、野菜炒め、ゆで卵、チーズ、漬物、豆腐

●朝食

オートミール、バナナ、少量のフルーツ（メロン、ブドウ、いちご）、卵料理、ベーコン、ソーセージ、ハッシュドポテト、おかゆ

●**洋食**

コンソメスープ、ステーキ、焼き魚、グリルチキン（から揚げは不可）、サラダ、ベイクドポテト（バターやサワークリームを添えて）、ごはん、にんじん、ほうれんそう

●**アジア料理**

卵とじスープ、焼き鳥、ピーナッツソースのサテ、白いごはんか玄米、ライスヌードル、鶏肉や厚揚げの野菜炒め、生春巻き、寿司、焼き魚、グリルチキン、照り焼きビーフ

●**イタリア料理**

前菜料理、サラダ、火を通したチキンや魚、ジェラート

●**インド料理**

タンドリーチキン、ごはん

●**地中海料理**

ケバブ（チキン、ビーフ、ラム）、野菜グリル（パプリカ、ズッキーニ、トマト）、ごはん

●**メキシコ料理**

トルティーヤチップス、ケサディーヤ、エンチラーダ、タコスまたはファヒータ、焼いた赤パプリカ、ごはん

Q20 私の主治医は体重を増やしなさいと言います。そのためにはフォドマップ除去段階で何を食べればいいでしょうか？

あなたがやせすぎているとか、栄養不良でIBSの場合は、体重を増やすにはどうすればいいか管理栄養士に相談してください。次に示すやり方は、参考程度にとらえてください。

油にはいずれのフォドマップも含まれず、カロリーが他の食品に比べ高いことを思い出してください。フォドマップに過敏な人が体重を増やす最初の方法は、オリーブオイル、ナッツ油、タネ油、ピーナッツバター、アーモンドバターなど健康的な脂質をもっと食べることです。IBSの人は脂肪をあまりとってはいけないと、みなさんが何度も読んできたのは知っています。でも本当にそうでしょうか？　脂肪を必要以上に制限するまえに、ぜひご自分でためしてみてください。その結果、やはりその通りかもしれないし、あるいは思っていたより脂肪に耐性があるかもしれません。一口に油といっても、オリーブオイル大さじ1と山盛りの揚げ物では大きな違いがあります。揚げ物では気分が悪くなっても、サラダにオリーブオイルをかけるとか、火を通した野菜に良質なオイルをたっぷりかけるのならば大丈夫かもしれません。本当は、体調が悪くなる原因は油そのものではなく、油をかけたパンやパスタや野菜なのに、食べ物の脂質だと勘違いすることもあります。

フォドマップ含有量が低いカロリー源で、体重を増やすための2番目の方法は、当然、糖と食物繊維が少ない高タンパクの食品になります。もし体重を増やす必要があって、タンパク質をたくさんとることが推奨されない腎結石や腎臓病などの病気でなければ、栄養士は除去食の食べられる肉・牛乳のリストから次のような食品をすすめます。

◦牛肉　◦豚肉　◦鶏肉
◦魚　◦シーフード　◦豆腐
◦アーモンドミルク、ライスミルク　◦ハードチーズ　◦卵
◦プディング、カスタード（原料にフォドマップを含まない）
◦マカロニ&チーズ（コーンパスタ、チェダーチーズ）

まず自分でこれらをためし、耐性があるかどうか確認してください。あなたが読んだり聞いたりしたIBSの食事に関するワンパターンのアドバイスを疑いなく信じ込んで、自分の食事を必要以上に制限してしまわないようにしてください。

Q21　私は減量する必要があります。フォドマップ除去食事法で体重を減らせますか？

この食事法は体重を減らすことを意図していませんが、除去段階で体重が少し減る人もいます。フォドマップ除去食事法を実施することで、ジャンクフードや甘い飲み物の量が減るためです。健康管理をする上で減量が必要な人には次のようなアドバイスがあります。

◦体重を減らそうとしている人は、「食べられる」もののリストの「スイーツ・飲み物・その他」を1日100キロカロリー程度に制限してください。
◦サンプルメニューは、デスクワークが主な方や、女性、高齢者、小柄な人にとっては必要なカロリーより高い可能性があります。各食品グループを1日に1回分減らすようにしてください。摂取カロリー

が1日1200キロカロリー未満になるようなときは、必要な栄養を確保するのが難しいので、専門家の指導を仰いでください。

◦高カロリーで砂糖や脂質が多く含まれる市販のグルテンフリー製品を、小麦が原料の焼き菓子の代わりにしないでください。パンや焼き菓子は2週間我慢するようにしてください。そのほうが代わりのものを食べるより、簡単・安上がりで、食欲が増進し健康的です。

◦常に量に気を配ってください。白いごはんを大盛りにしたり、小麦を含まないクッキーを何枚も食べたりしないでください。これらの食品にはフォドマップが含まれていませんが、カロリーが必要以上に高くなります。

◦トイレにかけこむ必要がなくなれば、エクササイズがもっと楽しくなるはずです。症状が改善されれば、屋外でエクササイズを始めたくなるかもしれません。ウォーキング、自転車、カヤック、ハイキング……、もうすぐなんでもできます！

Q22 なぜインターネットではフォドマップについて一致しない情報が多いのでしょうか？

この第2版の食品リストは、本が書かれた時点の最新の情報であることをご了承ください。当然、現時点のリストは、将来アップデートが必要になります。

食べ物に含まれるフォドマップ成分について、独自に完全なデータを作成している研究室は多くはありません。そのなかで、オーストラリアのモナシュ大学医学部とボックス・ヒル病院の研究者によるものが有名です。情報が最新の分析手法による最新のデータで、信頼できるソースによるものかを自分でできるだけ判定してください。

一致しない情報があるもう1つの理由に、食べ物に含まれるフォドマップ成分は、植物の品種、生育条件、成熟度、保管、加工、調理方法などに影響を受けるという事実があります。たとえば、熟れ過ぎたバナナと熟していないバナナ、ふじりんごと紅玉では、甘さに違いがあることが想像できるはずです。ワイン用のブドウには数多くの品種があり、近所の食料品店でもいろいろな品種があります。トウモロコシも同様に、甘味料用に育成されるもの、缶詰用のスイートコーン、ポップコーン用に栽培するものなどさまざまです。乾燥クランベリーの処理工程に使われる甘味料も数多くあります。

オンラインサポートのサイトを見ると、自らの経験をもとにアドバイスをくれる思いやりある人が多いことがわかります。しかし、フォドマップへの過敏性は人により大きな違いがあります。フォドマップ除去食事法を始めるまえ、実施中、そして終了後に自分の体調がどうか、最終的に判断は自分が下すのです。自分でためさずに、他人の経験や意見にしたがって食事を制限しないようにしてください。

また、情報の不一致は、書き手や読み手が文脈をよく理解していない場合にも起こります。除去・チャレンジ計画を忠実に実行することと、単に「低フォドマップ食」や「フォドマップ制限食」をとることは違います。ギリシャヨーグルトを例にとると、除去段階では食べられません。でも、他のヨーグルトよりラクトースが少ないので低フォドマップ食には適していると、どこかで読むでしょう。これはどちらも正しいのです。わかりにくいものや一致しない情報については、「Q７　フォドマップ除去食事法とフォドマップ制限食の違いは何ですか？」を読み返してください。そして、できるかぎり自分の目標を明確にします。

細かい違いに気をとられすぎて全体像を見失わないように、新しい情報をできるだけ定期的にチェックするようにしましょう。

＊著者のサイト www.ibsfree.net（英文）では最新の情報を知ることができます。

Q23 来週、休暇で旅行に行きます。フォドマップ除去食を今から始めるか、休暇が終わってからにするか、どちらがいいですか？

休暇のまえに2、3日時間があれば、すぐにでも始めたほうがいいかもしれません。トイレの心配で休暇の楽しい気分を台無しにするよりはいいと思いませんか？　自宅でリラックスできる休みの日や、実家でお母さんが新しいメニューを作るのを手伝ってくれるときが、健康と栄養に向き合うベストのタイミングかもしれません。一方、旅行中にレストランで食事するとか、誰かの家に招かれて食事の内容を変えられないという状況のときは、スケジュールが普段通りに戻るまで待った方がいいでしょう。

Q24 太字で表示された食品をもう1種類食べられるようになるのはいつですか？

太字で示された食品を食べて2～3時間たってから、もう1種類食べるようにしてください。

Q25 すぐに体調がよくなっても除去段階を2週間続けたほうがいいですか？

ご自身でもおわかりだと思いますが、ＩＢＳの症状は日によって変わります。とくに便秘がある場合には、2週間続けることでフォドマップ除去食の効果をより正確に判断できます。

Q26 これらの食べ物に含まれるフォドマップの正確なグラム数を知らなくても大丈夫ですか？

ほとんどのフォドマップ不耐症の人にとって、具合が悪くなる原因は、ピーマンには赤パプリカに比べて100グラムにつき0・37グラム多くソルビトールが含まれているからではありません。多量の牛乳、ヨーグルト、アイスクリーム、果物、玉ねぎ、ニンニク、豆類などを体が処理できなかったり、現代の食事に、パン、ベーグル、パスタ、高食物繊維バー・シリアル、人工甘味料、甘い飲み物、ジュースなどが多すぎたりすることが原因で具合が悪くなるのです。

正確なグラム数を知ろうとするより、もっと広い視野で見るようにしてください。まずは「食べられる」もののリストにあるものをおいしく食べ、インターネットで情報サーフィンするのを少し控えてください。もし運悪く、あなたがフォドマップに非常に過敏な体質だとわかったとしても、調べる時間はあとでいくらでもあります。

Q27 ケールやキンカンなど、この本のリストにはのっていないほかの食品はどうすればいいですか？

これらの食べ物についてはフォドマップが含まれているかいないか不明なので、念のため一時的に食べないようにしてください。そして、簡単な検索を行ってその知識をもとに推測してみてください。たとえば、ケールはキャベツの仲間であるという信頼できる情報は簡単に見つけられます。そこから食べられないものと推測できます。また、パースニップ（サトウニンジン）はにんじんに似た根菜ですので多分大丈夫でしょう。これらの推測はあとで事実が明らかになったときに修正してください。

Q28 私の症状を引き起こす食べ物の1つが「食べられる」ものリストにあります。絶対に食べられません。どういうことですか？

あなたにとって原因となる食品が、「にせもの」ではないことを確かめてください。その問題の食品は、一緒にとるほかの食べ物や飲み物と間違えてないでしょうか？　たとえば、ある患者さんは、その日食べたピーナッツバターが、あとで起こる症状に関係していると気づくとします。しかし、よく考えてみると、ピーナッツバターをいつも高フォドマップのパンやりんごにつけて食べていたことに気づきます。除去食を食べればこの状況を解決できます。しかし「食べられる」ものリストにある食品にアレルギーを持っていたり、食べられないときは、リストから削除し、食べないようにしてください。食品に対する拒絶反応には多くの種類があり、フォドマップ糖質の不耐症はそのうちの1つにすぎません。

Q29 示されている1回の分量は私には少なすぎます。量を増やして食べてもいいですか？

太字で示された以外の食品は、自分の食欲や必要なカロリーに応じて分量を調整してください。太字で示された食品については、除去段階では決められた量にとどめてください。

Q30 スキンケア用品や、衛生用品に含まれるフォドマップも気をつけたほうがいいですか？

スキンケア用品については心配する必要はありません。あなたの皮膚に塗られたフォドマップは腸に入り込まないので、発酵や水分バランスを乱して症状を引き起こすことはありません。一部の食品化学物質は皮膚を通して吸収され、免疫介在型の症状の原因になる可能性がありますが、それはまた別の話です。

歯磨き粉やマウスウォッシュについては、はっきりとわかっていません。これらの製品のフォドマップは吸収される可能性があります。いつも歯磨き粉を飲み込んでしまうのでなければ問題はないでしょう。しかし、食事に含まれる糖アルコールに過敏であるとわかった場合は、糖アルコールを含んでいない口腔ケア製品を見つけ、自分でためすのもいいかもしれません。一部の読者は、違いが出たと報告しています。

Q31 下痢や過度の便秘で失われた水分を補給するには何を利用すればいいですか？

間違っても、普通の牛乳、果糖ぶどう糖液糖の入ったソフトドリンク、100％フルーツジュースなどは、絶対に飲まないでください。これらの飲み物にはフォドマップが含まれているため、症状をさらに悪化させます。もし本当に脱水症状になったのなら、医療機関に連絡して医師の診察を受けてください。浸透圧性下痢の原因の1つにならない日常の飲み物を探しているのであれば、次のものをためしてみてください。①紅茶、ハーブティー、アイスティーにレモンと砂糖を入れたもの、②少し砂糖を入れたライムネードやレモネード、③炭酸水にほんの少しオレンジジュースやグレープジュースを入れたもの、④キュウリやレモンのスライスを浮かべた水、⑤アーモンドミルクやライスミルク、⑥チキンやビーフのコンソメスープ（クルトンなし）などです。

＊緑茶など、無糖の飲み物も大丈夫ですが、コーヒー（アイスコーヒーも含む）には制限がありますので注意してください。

Q32 長いあいだ腸の不調が続いてきたので、食物繊維を十分とらずにはいられません。この食事法では、どのようにすれば十分な食物繊維がとれますか？

最初にも述べましたが、食物繊維のサプリメントによる高繊維食があなたのIBSの治療法になるのなら、あなたは本書を読んではいないはずです。IBSの症状を治そうと、効果がないにもかかわらず、1日に70グラムもの食物繊維をとっている患者さんを見てきました。そこまで多量ではないにしても、あなたが以前摂取するように言われた高繊維食は症状を治すのではなく、その原因になっている可能性があります。食物繊維の効果は私も認めますが、誰もが1日30グラム以上の耐性があるわけではありません。フォドマップ除去食が本領を発揮するチャンスをあげてください。たとえ今まで自分が慣れ親しんできたものとは違っていても……そこが重要なのです！

健康な女性は、耐性があれば1日25グラム前後の食物繊維をとることを目標にしてください。男性の場合は35グラムになります。

食物繊維が非常に少ない食事から始めるのであれば、全粒穀物、ナッツ、種子類、食べられる果物と野菜などを食事に加え、体を慣らしながら少しずつ量を増やしていきます。

フォドマップ除去食事法で利用する、繊維豊富な食べ物には次のものがあります。

◦玄米　◦米ぬか
◦コーンパスタ、コーントルティーヤ　◦オートミール、ポリッジ
◦オート麦のふすま　◦皮付きのじゃがいも
◦食べられる果物　◦食べられる野菜
◦ナッツ、ナッツバター　◦タネ類、シードバター

Q33 ビタミンとミネラルを摂取するのに最適なのはどの食べ物ですか?

必要な栄養を確実に摂取するためにもっともよい方法は、除去段階で食べられるものからいろいろなものを食べることです。ここで、ベジタリアンと完全菜食主義者の人には難題があります。というのも、動物性食品は多くのミネラルとビタミンを含むもっとも優れた低フォドマップ食品だからです。ビタミンB12は動物性食品からしかとれないので、完全菜食主義者はビタミンB12のサプリメントをとる必要があります。

Q34 加工デンプン、難消化性デンプン、増粘剤などが食べられるのはなぜですか?

これらの食品成分については判断が難しくなります。「加工」や「難消化性」ということばは非特定で、天然の食べ物に含まれることもありますし、化学的に加工されるマルトデキストリンなど、幅広い種類のデンプンが入ります。加工デンプン、そして難消化性デンプンは、その名のとおり小腸では消化されにくく、大腸内では食物繊維と同じように、細菌により発酵して緩下剤効果があります。しかし、これらは短鎖分子ではないので、フォドマップよりゆっくりと発酵し、浸透圧活性も低くなります。フォドマップの定義に当てはまらないので、フォドマップ除去食では食べられるのです。もし、これらを食べると調子が悪くなるのであれば避けてください。

同じように、増粘剤、ペクチン、カラギーナンはフォドマップの定義に当てはまらないので、フォドマップ除去食では食べられます。避けたいのであれば、そうしてください。

Q35 スペルト小麦はほかのフォドマップ関連情報では食べられる食品になっていますが、フォドマップ除去食ではなぜ食べられないのですか?

スペルトは低フォドマップ食では食べられますが、慎重を期して、私の患者さんには除去段階では食べさせないようにしています。スペルトは小麦の種類の1つです。スペルト小麦製品のいくつかの栄養分析では、フルクタン含有量に違いが発生していますが、おそらく生育条件、成長度合い、加工、調理方法などと関連があると考えられます。ほかの方法よりも慎重なやり方だと認識していますが、除去段階はたった2週間です。あなたがフルクタンを多く摂取すると調子が悪くなるのであれば、とくにスペルト小麦のサワーブレッドなど、スペルト小麦のパン製品は消化しやすいと感じるかもしれません。

Q36 アボカド、ビーツ、ブロッコリー、芽キャベツ、スイートコーン、フェンネルは食べられないのですか？　別の情報によると食べられるようですが。

低フォドマップ食では、量を減らすことでこれらの食品が食べられることがわかっています。本書では、公表されている栄養データをもとに、これらの食品の1／2カップあたりのフォドマップを計算しました。その結果と自分の栄養士としての経験を踏まえ、これらの食品を除去段階では「食べられる」ものリストからはずしました。ただし、チャレンジ段階でフルクタンやポリオールにあまり耐性がないとわかっても、次の量くらいなら食べられるかもしれません。

◦アボカド　1／4個まで
◦ビーツ　1／4カップまで
◦ブロッコリー、芽キャベツ、スイートコーン、フェンネル　1／2カップまで

Q37 ピーナッツは豆類なのになぜ食べられるのですか？

ピーナッツは植物学的にはマメ科の植物ですが、ちょっとした「説明書」が必要になるくらい重要なのです。他のマメ科の植物と比べ、ピーナッツにはフォドマップがごくわずかしか含まれていません。また、脂質が多く含まれているので、他の豆より少量しか食べない傾向があります。たとえばサンドイッチに塗る大さじ2杯のピーナッツバターは、豆のスープ2杯分よりフォドマップは少なくなっています。

Q 38

私はラクトース不耐症なので酪農製品をまったく食べません。それにIBSの人は酪農製品を避けないといけないと書いてあるのを見ます。本当にこれらの食品を食べても大丈夫ですか？

消費者は、食料品店の同じ棚で売られているという理由から、卵を乳製品と思いがちです。しかし本書の「乳製品」とは、「牛乳から作られた製品」を意味します。卵は乳製品ではないので、ラクトースは含まれていません。

また、ラクトース不耐症の話になると、すべての乳製品を同じに考えるのはよくある誤解ですが、ラクトースの含有量は食品により大きく違います。コップ1杯の牛乳には約12グラム、缶詰のエバミルク1カップには30グラムのラクトースが含まれていますが、バターやハードチーズにはまったく含まれていません。必要以上に乳製品を避けていないでしょうか？　ぜひ、ラクトース含有量が低い乳製品を食べてみてください。予想とは違う、うれしい結果が出るかもしれません。ただし、検査で牛乳アレルギーと診断されている人は乳製品をとらないでください。牛乳を飲んだとき、じんましん、発疹、嘔吐、咽喉腫脹や、呼吸困難などの既往歴がある場合もとらないでください。

Q 39

ほとんどのチーズは大丈夫ということですが、以前食べたら具合が悪くなったことがありました。どのような理由が考えられますか？

以前食べたら具合が悪くなった原因はチーズであり、ピザ生地やコーラではなかったと確信できますか？　ためしにフォドマップ除去食でチェダーチーズかカマンベールチーズを食べてみてください。もしそれで調子が悪くならなければ、以前具合が悪くなったのはおそらく違う食べ物が原因だったのでしょう。フォドマップ除去食でチーズを食べて具合が悪くなるなら、食べるのはやめ、ほかの食品からタンパク質とカルシウムをとるようにしましょう。乳製品にはさまざまな成分が含まれ、IBSの原因も複雑です。乳製品の成分で胃腸症状を引き起こすのはラクトースだけではありません。つまり、フォドマップがすべての原因にはなりませんが、フォドマップ除去食事法を実施すれば、ラクトースが原因で具合が悪くなるのか、乳製品全般が原因なのかわかるでしょう。

Q40　日本でも無乳糖ミルクは入手できますか？

61ページのコラムを参照してください。

Q41　私はラクトース不耐症ですが消化しやすいのでヨーグルトを食べています。食べないほうがいいですか？

除去段階では市販されているヨーグルトは食べないでください。昔のヨーグルトは生乳から作られ、長期間発酵されていました。そのため、ヨーグルト培養菌がラクトースを食べつくし、ラクトースの含有量は非常に少なかったと考えられます。しかし、現在市販されているヨーグルトは短期間しか発酵していないので、それを補うためにペクチンなどの増粘剤を添加しています。さらに、市販のヨーグルトには脱脂粉乳固形物やホエイを加え、ラクトースが大幅に増加されているものもあります。ヨーグルト製造業者は製品に含まれるラクトースの量の情報を提供しないので、念のため避けるようにしています。プレーンヨーグルトの食品ラベルに表示されている糖質のすべてがラクトースの可能性があるのです。プレーンヨーグルトの食品ラベルを比べてみると、プレーンのギリシャヨーグルトはほかのヨーグルトに比べ、ラクトースの含有量が低くなっているはずです。

ラクトース不耐症の人の多くは、少量のヨーグルトならば耐性があるというのは本当です。除去段階が終わり、ヨーグルトにチャレンジした結果が大丈夫なら、あなたはまたヨーグルトを食べられるようになります。ですので、除去段階の2週間はヨーグルトを食べないようにしてみてください。

Q 42 私はラクトース不耐症ではありません。それでも無乳糖乳製品を利用する必要がありますか？

私が患者さんと議論することはほとんどありませんが、この問題については取り上げたいと思います。まず、自分がラクトース不耐症ではないとなぜわかるのでしょうか。私のフォドマップ除去食の指導では、患者さんのほぼ全員にチャレンジ段階で無乳糖乳製品を利用するように指導します。その理由は次のとおりです。

◦驚くほど多くの人が自分はラクトース不耐症ではないと思い込んでいる。それらの人はフォドマップ除去段階のあとのラクトース・チャレンジの結果に、非常に驚くことになる。

◦自分は少しラクトース不耐症であると自覚のある人でも、食品に含まれるラクトースに関して多くの誤解がある。たとえば低ラクトース食では、市販のヨーグルトをいくら食べても大丈夫だと信じている。
◇歳をとるにつれ、小腸内壁のラクターゼ産生細胞を損傷する胃腸炎、クローン病やセリアック病などの胃腸病を発症することもある。
◇普通はラクトースに耐性が高い大人でも、許容できる量には限度がある。フォドマップ糖質の影響は蓄積されるので、過剰なラクトース摂取のため限度を超え、ほかのフォドマップが主な原因となって症状が現れる可能性がある。
◇ラクトースを摂取したあとに起こる症状には、ほかの原因により腸の通過時間が速くなることが関わっているかもしれない。ラクターゼを多く産生している人でも、消化・吸収されるのに十分な時間、ラクトースが小腸にとどまっているわけではない。
◇除去段階は永久に続くわけではない。本当にラクトース不耐症でなければ、2~3週間で通常の製品にもどることができる。
私の考えでは、短期間、無乳糖乳製品を利用することはたいしたリスクではないのに比べ、それにより得る潜在的な利益は非常に大きいと言えるのです。

Q43 ヤギ乳はなぜだめなのですか? 胃腸障害の人にはいいと以前何かで読みました。

ヤギ乳は牛乳よりもラクトースの量がやや少ないのですが、ほとんどの人では牛乳との違いが出ません。ヤギ乳と牛乳に含まれるタンパク質には違いがあるので、牛乳アレルギーの人はヤギ乳が飲めるかもしれませんが、それはまた別の問題です。

最近人気の、おいしいヤギ乳チーズはどうなのでしょうか？　牛乳から作られるチーズのように、ヤギ乳チーズでも、ほとんどのラクトースは製造過程で処分されるホエイに抽出されるため、わずかな量になっています。ただ、熟成されていないヤギ乳チーズにはラクトースが少し含まれていると思います。それでも、少量のヤギ乳チーズなら除去段階で食べられます。ほかの熟成されていないチーズと同じように、ヤギ乳チーズも除去段階では30グラムに制限されます。また、ヤギ乳のチェダーチーズなど熟成したヤギ乳チーズは食べられる食品です。

Q44 コーヒーにはフォドマップが含まれているのですか？　詳しく教えてください。

液体に食物繊維が入っているのは意外かもしれませんが、食物繊維には水溶性のものがあります。２００７年に発表された研究では、ドリップした２６６㎖のコーヒーには、平均で食物繊維が１・３グラム含まれているそうです。その食物繊維のほとんどには発酵性があり、フォドマップのガラクタンに分類されるそうです。２６６㎖のカップで１日に３杯のコーヒーを飲む人は、加熱したインゲン豆１３３グラムに含まれる繊維と同量の、約４グラムの食物繊維を摂取していることになります。意外なほど多いですよね。

私もそうですが、多くの人は、１～２週間でも完全にコーヒーを絶つのは難しいでしょう。フォドマップ除去食事法を実施している人には、完全にやめるのではなく、コーヒーを１日１杯に減らすことを提案します。普段コーヒーをたくさん飲むのであれば、フォドマップ除去食を始めるまえに、１週間かけて少しずつ飲む量を減らし、頭痛などのカフェイン離脱症状が起こらないようにしてください。

徹底的にやろうと決めたとか、もともとたまに飲む程度であったのならば、完全にコーヒーを除去することもできると思います。除去段階のあとのガラクタン・チャレンジでは、デカフェコーヒーを飲むことができます。チャレンジで普通のコーヒーではなくデカフェコーヒーにするのは、カフェインが排便習慣に影響するのを避け、フォドマップ自体の影響がはっきり出なくなるのを防ぐためです。

Q45 ハーブ、スパイスなど、ほかの香辛料についてはどうですか？

大部分のハーブ、スパイスやほかの調味料については、フォドマップ成分はとくに検査されていませんが、次に挙げるものを少量使用するのは問題ないでしょう。いろいろなレシピで、大さじや小さじの量で使われる、チリパウダー、クミン、シナモンなどのハーブやスパイスについては、含まれるフォドマップ成分について、詳しくわかるまでは十分注意してください。ナツメグは多量にとると吐き気や嘔吐の可能性がありますので注意してください。

- パン酵母
- ベーキングソーダ、重曹
- 赤唐辛子
- アサツキ、長ネギ（緑の部分のみ）、葉ニンニク
- しょうが
- パプリカ
- ビネガー（アップルサイダービネガーは除く）
- ベーキングパウダー
- 黒コショウ
- チリ、チリパウダー
- シナモンパウダー
- 塩
- バニラ抽出物

◦緑の葉状ハーブ（パセリ、オレガノ、パクチー、ディル、マジョラム、タイム、ローズマリー、ミント、セージ）
◦シードスパイス（コリアンダー、マスタード、クミン、キャラウェイ、ディル、セロリ、ごま、けしの実、ナツメグ）

Q46 大豆について、食べられるのか食べられないのか、よくわかりません。

大豆製品については、含まれる糖質の種類と量が問題になります。大豆油、大部分のしょうゆ、大豆レシチンには糖質がごくわずか含まれるか、まったく含まれていません。そのため除去段階で食べる食品の成分表に、原料としてこれら大豆製品が含まれていても食べられます。オーストラリアの専門家による未発表のデータでは、豆腐には少量のフォドマップが含まれているとのことです。豆乳、テンペ、納豆、大豆タンパク質分離物、一部の大豆ミートなどは大豆の食物繊維を含んでいるので、除去段階では食べられません。

Q47 ビネガーについてもう少し詳しく教えてもらえますか？　一部のビネガーは胃腸障害の人に悪影響を与え、その一方で、ろ過していないアップルサイダービネガーはいちばんいいと読みました。これはあなたが言っているのとは正反対ですが。

この食事法はフォドマップに着目していることを思い出してください。大部分のビネガーには少量のフォドマップしか含まれていませんが、人によってはほかの原因で体に合わないときがあります。ビネガーはわかりにくい食品です。ビネガーの原料に過敏な場合もあり得ます。酸度もさまざまで、バルサミコ酢など熟成されたビネガーにはアミンが含まれるものもあります。生のビネガーには酵母菌が紛れ込んでいることがあります。モルトビネガーにはグルテンが含まれています。また、香酢には添加物が含まれていることがあり、たとえば市販の味付けされたすし酢には果糖ぶどう糖液糖が含まれているものもあります。このようなすべての要因が、あなたのビネガーへの耐性に影響を与えかねません。アップルサイダービネガーはフルクトースが過剰に含まれているので、私は除去段階ではすすめません。何かの料理を作るとき、レシピにあるビネガーに耐性がない場合は、ほかの種類をためすか、レモンジュースを代用してください。

Q48 高果糖コーンシロップは普通の砂糖と変わらないと聞きましたが、フォドマップ除去食ではなぜだめなのですか?

高果糖コーンシロップは普通の砂糖と類似している点がいくつかあります。1グラム当たりのカロリーがほぼ同じです。どちらもグルコースとフルクトースの混合物を含んでいます。いろいろな意見はありますが、仮にどちらも同じように吸収されてから代謝されるものとしましょう。

問題は吸収のときに起こります。ほとんどの人では、フルクトースが食品に含まれる糖質の50%以下であれば、とくに問題なく吸収します。普通の砂糖はフルクトースが常に50%になっています。

しかし、実際は、何種類かの高果糖コーンシロップがさまざまな製品で使われていますので、食品ラベルを見ただけでは、どのような調合のものが原料になっているかわからないのです（↓137ページ）。一般に市販されている砂糖入り飲料のフルクトース含有量は、ほとんどの場合55%を超えています。コーラではフルクトースが65％になります。人によってはそれが砂糖と「ほぼ同じ」に思えるかもしれませんが、あなたの体にとっては明らかに違います。そのため高果糖コーンシロップは除去段階で摂取できません（＊日本ではぶどう糖果糖液糖は食べられる）。

この話をさらに複雑にしているのは、高果糖コーンシロップではない普通のコーンシロップは100％ぶどう糖が含まれるので、除去段階でも摂取できることです。

Q49 アガベシロップはなぜ食べられないのですか？天然のシロップで血糖にも悪くないはずです。

アガベシロップは天然の甘味料として知られていますが、実際には加工度が高い食品です。最大で糖質の90％がフルクトースであり、そのため高フォドマップになっています。

＊アガベシロップはリュウゼツランの樹液からとれる甘味料で、砂糖の1・5倍の甘さがあり、天然甘味料として人気になりましたが、現在では大量摂取は危険であるとして、WHO（世界保健機関）が注意をうながしています。

Q50 私はいつも忙しいので市販のファイバー・バー、フルーツ・バー、プロテイン・バーやスナック・バーをたくさん食べます。どうすればいいですか？

これらのバーにはフォドマップが多く含まれているので、たくさん食べたことで多くの苦痛の原因となっていたかもしれません。これらは、昔は私たちの食糧になかった、消化されにくい食べ物の1つと言えます。最初にグラノーラ・バーがアメリカで販売されたのは1975年でした。自分がフルクトース、フルクタン、ガラクタンに過敏だとわかったのなら、手早く食べられる何かほかの食べ物を見つける必要があります。とりあえず、本書のレシピにあるピーカンパイ・グラノーラ・バー（↓211ページ）をためしてはいかがでしょうか。

Q51 フォドマップ除去食でグルテンが食べられるなんて信じられません。腸の疾患にはよくないのではないですか？　グルテンが大丈夫というなら、あなたのほかのアドバイスも信用できません。

グルテンを含む穀物はすべての人の健康によくなくて、グルテンを食べることで健康を害している、という説を信条にしている人もいます。あまりにも一般化しすぎなので、この意見には賛成できません。重要なことを忘れないでください。この食事は厳密にフォドマップを除去することを目指しています。グルテンはフォドマップではないので、セリアック病でなければ食べられます。腸に障害がある一部の人にとってグルテンはよくありません。しかしこの食事法の大切なところは、ワンパターンの食事法をやめることです。あなたが食べるものがどのように影響を与えるかについて論理的に考える方法、そして21世紀の日常において、あなたが最新の研究をどう活用したらいいかを、私はあなたに論理的に教えられます。また、あなたが疑いを持つのも理解できます。この食事法やほかの食事法について批判的に考えるのは正しいことです。健康や栄養学の専門家はみなそれぞれ違った見方をします。あなたは自分の価値観に合ったものを見つけてください。時間とお金の許す範囲で、自分が食べ、家族にも食べさせればよいのです。他人の理想的食事法のとおりに実行できないからといって、罪悪感を持ったり、恥ずかしく思ったりする必要はまったくありません。

Q52 1つの食品を食べられるかどうか判断するとき、栄養成分表の情報をどう評価すればいいですか？

パッケージに記載されている栄養成分表で、フォドマップが含まれているかわかる場合もあります。ヤマサのしょうゆを例に説明しましょう。まず栄養成分表の一番下の成分を見てください。砂糖、食物繊維、ポリオールやそれらを含む原料が使われている場合は表示されています。しょうゆには、水、小麦、大豆、塩、アルコールが入っています。原料に大豆と小麦が使われているため、フォドマップが含まれているかもしれないという疑念が起こります。小麦が使われているということはグルテンフリーではないため、セリアック病やグルテン過敏症の人は食べられません。

つぎに1食分の炭水化物の量を見てください。すべてのフォドマップは炭水化物です。栄養成分表の「総炭水化物」は、糖類、食物繊維、糖アルコール、デンプンなどほかの炭水化物の合計量を示しています。総炭水化物が0の場合、1食分であればフォドマップ除去食でも大丈夫です。

◦ラクトースとフルクトースは栄養成分表に「糖類」（＊日本では「糖質」）として表示されます。
◦フルクタンとガラクタンは栄養成分表に「食物繊維」として表示されます。
◦ポリオールは見つけるのがやや難しくなります。その食品が炭水化物を含んでいることを表示し、糖アルコールが含まれているのであれば、ほかの行に表示されているはずです。もし表示されていなければ他の糖質と一緒にされていて、食品ラベルにまったく表示されないこともよくあります。その食品がポリオールを含んでいるかいないか、どうすれば推測できるのでしょうか？　ポリオールは、特定の果物、野菜の天然成分、そして添加される甘味料として、私たちの食事のなかに入っています。もう一度、成分表を見てみましょう。添加された甘味料、果物、野菜が原料に入っていなければ、おそらくポリオールも含まれていないでしょう。

このしょうゆの食品ラベルでは総炭水化物は1・4グラム（大さじ1あたり）になっています。ということは、1食分にはフォドマップがごく少量しか含まれていないので、除去段階でも食べられます。同じような方法で、ほかの食品についても推測することが可能です。

Q53　私が飲んでいる薬の1つには、グリセリン、ラクトースやほかの「食べられない」成分が含まれています。どうすればいいですか？

処方された薬は飲み続けてください。処方する医師に相談することなく薬をやめることは絶対にしないでください。除去段階の短い期間では、その薬をあまり気にする必要はありません。あなたの症状がフォドマップによって引き起こされているのであれば、除去段階で食事内容を変更しただけで、大きな違いが出るはずです。自分がいつも飲む薬に含まれる特定のフォドマップに過敏であることがチャレンジ段階でわかったのであれば、薬剤師や処方する医師に、個別の薬ごとにその代用薬について相談してください。

薬の中にはフォドマップである「非活性成分」を含むものがありますが、普通はごく微量です。グリセロールとしても知られるグリセリンはポリオールの1つで、多量に摂取した場合に便秘薬としての効果があります。滑沢剤や保湿剤の性質があることから、サプリや医薬品にごく少量使われることもあります。フォドマップとして考える場合は摂取量がたいへん重要になります。100グラムのマッシュルームには2・74グラムのポリオールが含まれています。この量は、ある市販のプロバイオティックサプリ用のカプセル2個に含まれる、ごく少量のグリセリンの200倍ほどです。つまり、サプリに含まれるごく少量のフォドマップは、通常は問題を引き起こさないと考えられます。

一方で、ラクトースはもっと多い量が薬に含まれているようです。ラクトースに非常に過敏な人が多量の錠剤やカプセルを服用しているのであれば、その薬により自分が1日にどれだけの量のラクトースを摂取しているか、しっかりと確認したほうがいいかもしれません。

Q54 ミネラル入りマルチビタミンサプリメントは、どの成分に注意すればいいですか?

◇食べ物や植物由来の原料のものは避ける。食物不耐症が疑われるのであれば、自ら問題を招くことになる。

◇短い腸通過時間や消化不良に備えて、パウダー入りカプセル、粉状のもの、チュアブルタイプ、リキッドタイプなどにする。

◇1日2回服用することで栄養素の吸収を向上させる。

◇胃腸の副作用を最小限にとどめるため、カルシウム、マグネシウム、鉄がごく少量か、まったく含まれないものにする。ビタミンCは大丈夫だが、適量にとどめる。
- 特定の栄養素不足の治療以外は、大部分の栄養素について1日の摂取量を大きく超えない量にする。
- 異常に高額なものは避ける。
- 1日の容量が多すぎるものは避ける。
- 葉酸はL－メチル葉酸であること。
- 甘味料にラクトース、フルクトース、糖アルコールが使われていないこと。

Q55 除去段階で体重が減少しましたが大丈夫ですか?

体重が減少したほうが望ましい人もいますが、そうでない人もいます。この質問への答えは個人で違うので、あなたのことをよく知る医師と話す必要があります。もともとやせていて、自分の体重に懸念があるときは、ぜひ早めに相談してください。

Q56 私は栄養士と連携して取り組んでいます。経過観察の予約はいつがいいですか?

最初のアポイントから3週間後というのがいいタイミングではないでしょうか。そうすれば、最初の1週間で家に買い置きしてある食品を無駄なく食べ終えてから、2週間の除去段階を実施できます。2回目のアポイントでは栄養士が除去段階の結果をレビューし、チャレンジ段階で何を食べ、何を飲めばいいか指導できます。

Q57 除去段階はうまくいきすぎました。私のIBSは下痢型ですが、少し便秘気味になりました。どうすればいいですか？

ではここで、基本的な便秘予防法を確認してみましょう。下痢型だったあなたは、以前はまったく気にしなかったと思います。

◇水分を十分にとる。以前、多量のコーヒー、フルーツジュース、ソフトドリンクを飲んでいたのであれば、摂取する水分の種類に注意が必要。もうフォドマップを摂取したいとは思わないだろうが、あなたの体には水分が足りていないのかもしれない。

◇運動量を増やす。食事のあとの軽い散歩でもいい。本格的なエクササイズに取り組むのであれば、そのまえにまず医師に相談すること。

◇「食べられる」もののリストにある穀物とデンプンのなかから高繊維のものをとる。オートミール粥、オート麦のふすま、かぼちゃ、玄米、米ぬか、キヌア、コーンパスタ、皮付きのじゃがいもなど。

◇食べられる野菜を多めにとる。

Q58 食品に含まれるラクトース量の順位に使用したデータはどこのものですか？

乳製品の製造業者が、消費者向けに自社製品のラクトース含有量を公表してくれるのならとてもありがたいのですが、実際はしてくれません。もし公表すれば、ヨーグルトは牛乳より消化しやすいという一般的な考えに矛盾する事実がわかってしまうのかもしれません。乳製品のラクトース含有量がわからないときは、アメリカ農務省の国立栄養データベースで公表されている「合計糖質量」をもとに計算します。砂糖の添加されていない乳製品では、ラクトースの量は合計糖質量を超えません。発酵乳製品ではラクトースの一部が製品中の生きた菌に食べられます。そのため、ラクトース含有量は合計糖質量よりやや少ないでしょう。

Q59 チャレンジ段階でラクトース不耐症とカゼイン過敏症を見分ける方法はありますか？

「食べられる」もののリストのチーズでも体調が悪くなるのであれば、ラクトース以外の問題が考えられます。乳に含まれるタンパク質のカゼインや、ほかの側面、つまり加工法や、どの哺乳類の乳なのか、さらにその哺乳類のえさなどが原因の可能性があります。

Q60 私は自分がラクトース不耐症であるとわかっていますが、ラクトース・チャレンジを行う必要がありますか？

やりたくないのであれば、無理にやる必要はまったくありません。ただ、私の患者さんで自分はラクトース不耐症と勘違いしていて、ラクトース・チャレンジで不耐症ではないことがわかったが人が何人かいることも事実です。

Q61 フルクタンを多く含む食品の順位は間違っているように思います。ニンニクはほかのどの食品よりも多くのフルクタンを含むと何かで読みましたが、なぜリストの下位にあるのですか？

栄養成分表は、通常、食品100グラムあたりのフルクタンのグラム数を示します。普通、ニンニクを一度に100グラム食べる人はいません。ニンニク1かけは約3グラムですので、それを高繊維の朝食シリアルと比べると、フルクタンの量ははるかに少なくなります。

Q62 サワーブレッドはなぜほかのパンより下位にランクされているのですか？

最近発表されたデータでは、スペルト小麦のサワーブレッドにはフルクタンが少ししか含まれていないことが示されました。本物のサワーブレッドは、パン酵母ではなく乳酸菌と天然酵母種（サワードウ）を使い、長い時間かけて発酵します。サワードウの培養物の中の微生物が、パンの中に含まれる一部フルクタンを前もって消化している可能性があります。膨張を促進するためにパン酵母が添加されていないことを、パン屋さんに確認するようにしてください。

Q63 小麦製品を食べて具合が悪くなった場合、非セリアックグルテン不耐症とフルクタン不耐症をチャレンジ段階で見分ける方法はありますか？

この質問はとても重要だと考えます。というのは、グルテンフリー食はセリアック病でない人や非セリアックグルテン不耐症の人にも広まっているからです。グルテンフリー食を本当は必要としないにもかかわらず、続けるのはどうなのでしょうか。グルテンフリー食にすることで、家族での行事、レストランでの食事、買い物、料理などを難しくします。そして、グルテンフリーの食品には余計にお金がかかり、食事内容はかぎられます。栄養の観点からも望ましくありません。あなたにグルテンフリー食が本当に必要か見きわめるには、グルテンへの耐性を調べる必要があります。ためしにレシピにあるチキンセイタン（→218ページ）を食べてみてください。でも、もしセリアック病の確定診断がすでにある場合はやめてください。グルテンに関連すると疑われる症状が1日以上続いたり、ごく少量のグルテンでも起こったり、頭痛、発疹、副鼻腔炎、関節痛などIBSの症状にとどまらないときは、医師の指導なしにグルテンを食べないでください。

今もグルテンを含む食品を頻繁に食べ、明らかにうっかり食べてしまったことが原因で腸のみに症状が現れるのであれば、チャレンジ段階が終了してからピュアグルテン（チキンセイタン）を食べてみてください。その目的は、あなたの胃腸障害の原因がグルテンなのか、または小麦のほかの成分なのか判断するためです。グルテンは小麦、ライ麦、大麦に含まれるタンパク質の1つです。世界の料理のなかには、小麦からグルテンを抽出し、セイタンという高タンパクの加工食品にするところもあります。バイタル小麦グルテンも、パンの生地、弾力性、膨張性を向上するため製パン過程で使われます。バイタル小麦グルテンは、パン作りの材料を豊富にそろえている食料品店で購入できます。1回の分量に食物繊維と炭水化物が0グラムで、フォドマップの含まれていないバイタル小麦グルテンを見つけてください。

セイタンを作るにはさまざまな方法がありますが、ここでの目的のためには、218ページに載せた、少ない材料で作れる簡単なレシピをおすすめします。1回分の量のセイタンを2回ほど食べて症状を観察してみてください。その結果、何も症状が出なければ、グルテンフリー食を続ける必要があるのか、栄養士や医師に相談してください。また、グルテン不耐症には遅延型もあるので、グルテン食を再開して再び症状が起こらないか、少し長いあいだ様子を見るようにしてください。

Q64 フルクタン・チャレンジでは問題ありませんでした。残りのチャレンジではパンを食べてもいいですか?

フォドマップの影響は蓄積されます。あなたのバケツがパンのフルクタンで半分満たされていると、次にチャレンジするフォドマップには不利な状況が作られます。もう少し待てばまた食べられるので、ここでは我慢してください。そうすれば、残りのチャレンジからより正確な情報を得ることができます。

Q65 症状の原因になる食べ物を食べてから症状が起こるまで、どのくらいの時間がかかりますか? かかる時間に意味はありますか?

フォドマップを食べてから症状が起こるのにかかる時間は、数時間から数日におよびます。フォドマップは、小腸の末端部を通過して大腸に入るまでは影響を及ぼしません。腸通過時間は人によってさまざまで、腸内の炎症や病気の有無と食事構成により違います。最後にフォドマップは便として排せつされ、その影響がなくなります。

次の例はフォドマップの影響が「早く」出る場合です。

ジョンはよく早朝に下痢をするので、仕事に出かける前に何度もトイレに行けるよう早起きしなければなりません。そして安心してから仕事に出かけますが、日中はＩＢＳの症状が起こらないように、あまり食事をしません。その結果、夜にはとてもお腹がすいて、1日分の食事とフォドマップを2～3時間かけて詰め込みます。当然、次の日の朝には十分に消化・吸収されない糖質が大腸まで達していて、また症状が起こります。悪循環はこのように続きます。

次の例はフォドマップの影響が「遅く」出る場合です。

ジーンはフォドマップ除去食事法を実施しています。チャレンジしているラクトース以外は、すべて低フォドマップのものを食べます。チャレンジの日の終わりまでに乳製品を数回食べたところ、膨満感が起こり、ガスがたまって吐き気も少しありました。翌朝には水様下痢が数回ありました。その後は除去食に戻り、ラクトースはもう食べないので夜には体調がよくなっています。

症状が食事のあとすぐに起こるようなら、フォドマップが原因とは考えにくいと思います。このほか例外としては、前にとった食事のためガスが大腸に充満し、下からの圧力が胃にかかっている場合です。このとき胃に新たな食べ物が入れば、それがどのようなものでも、不快な満腹感、膨満感、胃食道逆流症などが起こります。

原因として疑われる食べ物をすべて除去してからも、症状が何日も続くようなら、フォドマップが原因とは考えにくいと思います。たとえば、フルクタン・チャレンジをしている女性が、普通のパンを月曜日に1枚食べ、症状が起こったとします。チャレンジをやめて除去食に戻しても、木曜日にまだ症状から回復中の状態であれば、この問題を医師に話し、小麦に対するほかの拒絶反応の検査をしてもらう必要があります。

Q66

「慎重な」フルクタン・チャレンジで食パンを1枚食べました。とても具合が悪くなったのですが、どうすればいいですか？

別の小麦製品やライ麦製品で、もう一度慎重なチャレンジをやってみてください。量の多い最大限のチャレンジへは進まないでください。再び不快な症状が起こるのであれば、未診断のセリアック病や、非セリアックグルテン過敏症の可能性があるので、医師の診察を受けてください。フルクタンのリストにある野菜だけを使って、別の機会にまたフルクタン・チャレンジをしてもいいでしょう。

Q67

1種類のフォドマップにチャレンジしましたが症状は出ませんでした。そのフォドマップをまた食べてもいいですか？

いい結果が出ましたね。でもすべての種類のフォドマップのチャレンジが終了するまで、そのフォドマップを食べないようにしてください。終わってからまた食べられます。

たとえば、あなたの体がラクターゼ酵素を多く産生するのであれば、ラクトースの消化で問題は起きないでしょう。チャレンジで普通の乳製品を多めに2、3回とったとき、ガスの増加、膨満感や腹痛、下痢が起きなければ、いつでも制限なく自由に乳製品を食べることができます。

Q68

1種類のフォドマップにチャレンジしたら重い症状になりました。どう対処すればいいですか？

チャレンジで実際に不快な症状が起これば、引き換えにとても大切なことを学んだことになります。知識は力です。結果はあなたの主観により判断します。その症状は受け入れられる程度かどうか判断してください。この状況に対処する方法はいくつもあります。今後はそのフォドマップを含む食品を避けようと決心するかもしれませんが、必ずしもずっとそうする必要はありません。

チャレンジ食品のリストは、だいたいフォドマップの多い順に並んでいます。各リストの最後の食品はフォドマップが一番少なくなっているので、食品を選ぶときの参考にしてください。たとえば、あなたがポリオールに高い不耐性を示すとします。ポリオールで甘くしたキャンディーは今後、避けるべきとわかります。しかし、ポリオール・チャレンジ食品リストの下位のものを少し食べるのは問題ないはずです。

もう1つの対処法では、量を制限します。仮にガラクタン・チャレンジで重篤な症状が出たとします。おばあちゃんのベイクドビーンズ1カップには、サラダに入っている大さじ1杯分の豆の16倍のガラクタンが含まれています。つまり16倍の豆です。高フォドマップ食品を完全に除外しなくても、サラダに入っている豆のように量を制限すれば食べられるはずです。

Q 69 1つのチャレンジを実施中、少し不快感がありましたが、それほどひどくはありませんでした。また同じチャレンジをするべきですか？

そのときに、チャレンジ食品リストの1番目、つまりもっとも多くフォドマップを含む食品を多めに2、3回食べたことを確認してください。確信がなかったり、量が少なすぎたりしたのであれば、もう一度チャレンジしてください。1回目に十分な量を食べていたのであれば、もう一度やる必要はありません。

この状況は比較的、対処が容易です。もう一度やるときはチャレンジ食品リストの下位の食品をごく少量か、少なな目の量を食べてみてください。そのときの食事、または同じ日の食事には他の種類のフォドマップを食べないようにしてください。たとえば、スープやサラダに入っている大さじ2、3杯の豆は食べられますが、カップ1杯のインゲン豆は食べられません。カップ1杯の豆を食べるときは、コーラやミルクセーキで流し込まないでください。

これらの食べ物で、あなたのフォドマップのバケツをいつも半分満たしてしまうと、フォドマップ摂取量の多い日は症状が起こる限界を超える要因になりかねませんので、注意してください。私の経験から、とくにフルクタンは、アメリカの食糧が小麦に大きく依存するため、このように症状を引き起こす原因になりがちです。

Q70 もし1つのグループのある食べ物が体に合わなかったら、同じグループの他のすべての食べ物にも耐性がないと考えればいいですか？　たとえば私がパンに耐性がない場合、フルクタンのグループすべての食品を避けるべきですか？

すべてを避ける必要はありません。私たちが知ろうとしているのは、個々の食品に対する耐性というよりも、それぞれの糖質の種類に対する耐性でしたね。しかし、すべてをひとくくりで考えないようにすることが重要です。不必要に食事に制限を与えるのは栄養の面から間違っています。大きい食品グループをずっと食べないという結論に飛躍するまえに、このような質問はぜひ栄養士と話し合ってください。

たとえば、食品グループのうち1つの食べ物への悪い反応が、そのグループのほかの食品には必ずしも起こるのではなく、その食品だけに起こる原因はいくつかあります。

◇その食品にアレルギーを持っている。

◇セリアック病や非セリアックグルテン不耐症であるが、野菜のフルクタンでは問題ない。

◇問題の起こらない食品の1回の分量に含まれるフルクタンの量は、悪い反応が起こる食品よりも少ない量しか含まれていない。

◇同じグループのほかの食品の1回の分量がとても少ない。

◇その食べ物に含まれる特定のフルクタンが、ほかのフルクタンより短い時間で発酵する。

Q 71 まえより体調がとてもいいのですが、まだガスがあります。どうすればなくなりますか？

ある程度のガスの発生は正常で健康なことなので、腹痛さえなければ気にしないでください。腸内細菌による糖質の発酵は、健康上利益をもたらす必要かつ正常な作用です。成人で平均1日1・5～2リットルのガスが産生され、最高で13～14回ほど排出します。実際、放屁によりガスが排出され、膨満による痛みをやわらげます。しかし放屁が不適切な状況では、なるべく人目につかない場所に行きましょう。必要なときに腹壁が拡張できるように、ベルトをあまりきつく締めないようにすることも大切です。

Q72 フォドマップ除去食はまったく効果がありませんでした。どういうことでしょうか？

フォドマップ糖質の吸収不良が、人によっては必ずしもＩＢＳの症状の原因にはなりません。ただ、このような情報は、フォドマップ除去食で得られる貴重な結果です。このケースでは、食品に含まれるフォドマップよってＩＢＳの症状が起きないとわかることで、少なくともフォドマップを気にせずに自由に食事できます。

Q73 金曜日の夜によく家族でピザを食べます。このイベントはとても大切なので、具合が悪くなってもいいからたくさん食べたいと思っています。どのように対処すればいいですか？

ピザを家族で食べたり、夏にピクニックへ出かけ、スイカやスイートコーンを食べたりする機会では、特別な時間を楽しむため、あなたは不快な症状もいとわないかと思います。それ自体はまったく問題ありません。

行事などで何か食べることがわかっている場合、事前に計画を立てるのが一番いい方法です。夕食にピザを食べるのがわかっていれば、朝食のベーグルや、昼食のかき揚げうどんはやめておきましょう。ほかのフォドマップでもバケツがいっぱいになることを思い出してください。フォドマップ除去食のリストを参考に、その日は夕食のピザ以外に食べる食事やスナックを低フォドマップにするよう計画して、ピザのために自分のバケツに十分なスペースを空けておきましょう。ピザの生地への対処法を考えてください。薄いクリスピーピザだと量も全然違います。また、小さ目のピザにしてサイドサラダを加える手もあります。

Q74 フォドマップ除去食を始めてから、フォドマップ含有量が高くない特定の食べ物を食べると具合が悪くなるようです。なぜ今になってわかったのでしょう？

うまくいけば、1週間か2週間の除去段階でIBSの症状が劇的に減少するはずです。その結果、食品へのほかの拒絶反応が現れることがあります。ブラックボード・アナロジーというのはご存じですか？チョークで汚れた落書きだらけの黒板で、1つの点を判読するのは難しいのですが、雑巾できれいに消した黒板にある小さい1つの点なら、教室の一番後ろからでも見えます。ある慢性便秘の患者さんは、フォドマップ除去食事法の過程で、朝食に卵を食べると便秘がひどくなることに気付きました。卵にはフォドマップは含まれていないので、これはまったくの偶然でしたが、彼にとってはうれしい発見になりました。

Q75 チャレンジ段階が終わってから絶対に食べてはいけないものはありますか？

とくにはありません。この点がフォドマップ除去食事法の一番重要なポイントです。自分に耐性があり、問題の起こらない量であれば、どんなものでも食べられます。

Q76 すべてのフォドマップのチャレンジで症状が現れたらどうすればいいですか？

「食べられる」ものリストにもとづいて、より厳密なメニューにする必要があります。このあとのQ&Aにある各フォドマップでの戦略のすべてを使ってください。しかし、そのほかに確認すべき点がいくつかあります。

毎日2リットルほど産生されるガスが入るスペースのために、おなかが徐々に拡張できない理由は何かありますか？　たとえば、太ったにもかかわらず前と同じ服を着て、きつくなったベルトをしたりしていませんか？

腹部の手術をした結果、あなたの身体が変わっていませんか？　患者さんの1人は腹壁をひっぱり上げ、堅いメッシュパネルで腹壁を補強するタイプの乳房再建手術を受けました。ほんのわずかガスが増えただけで、ガスの行き場がなくなり彼女は腹痛を起こしました。でも全体のフォドマップ摂取量を減らすことで、それもだいぶ改善されました。

もし、あなたにとってすべてのフォドマップ食品がガスや膨満感を引き起こすのであれば、潜在する感染や疾病過程のために腸通過時間が短くなっているのが理由かもしれません。糖質と糖アルコールが腸の中を非常に速く通過するので、適切に消化・吸収されない「貨物列車効果」が起こっているのかもしれません。ぜひ消化器専門医に診察してもらってください。

フォドマップにより下痢便秘交替型のＩＢＳが悪化しているなら、食事内容のパターンと食べる食品の一貫性によく注意を払ってください。あなたの食事の管理や食事時間が一定していなければ、毎日完全に形状のある、時間通りの便通を期待することはできません。ペットの犬や猫にエサを与えるように、自分でもいつも同じ時間に食事してください。種類の豊富さは重要なポイントですが、一貫したパターンや構成のなかで食事に変化を加えていってください。

便秘のときに腸をからにするような、下剤、便軟化剤、食物繊維サプリメント、高繊維食品などで過度に治療しないようにしてください。その理由は、次の便通の遅れをまた便秘と勘違いして、悪循環が長引いてしまうからです。低フォドマップ食に加えて、それでもこれらの製品が必要なら、医師に相談して、便秘が起こってから治療するのではなく、薬剤の処方量の何分の1かを毎日服用するなど、便秘予防プランを作るようにしましょう。

Q77 私のフォドマップ不耐症は軽快することはありますか？しないとすれば一生ずっと不耐症のままですか？

フォドマップ不耐症が基礎疾病のなかで起こっている場合は、一時的なものかもしれません。たとえば、未治療のセリアック病、クローン病の再燃やひどい胃腸炎から回復中の患者が、ラクトース不耐症を経験することはよくあります。小腸内壁の細胞によるラクターゼの産生機能が一時的に低下するためです。小腸が治ればラクターゼの産生機能が回復し、ラクトース不耐症は軽快します。腸通過時間を短くする病気は、続発性のフォドマップ不耐症を引き起こす可能性がありますが、基礎疾患が軽快すれば、自然とそれも治ったり軽快したりします。

多くの専門家は、フルクタンとガラクタンについては、食物繊維の摂取量を非常にゆっくりと増やしていくことで、腸が順応できると考えています。耐性があれば、食物繊維の摂取はあなたの健康にプラスになります。チャレンジ食品リストの一番下にあるものを少量とることから始め、だんだんと上位の食品にしていってください。

Q78 私はラクトース不耐症のようです。牛乳を飲むのをやめるべきですか?

いいえ、牛乳や乳製品は、タンパク質、ビタミン、ミネラルの源として大切です。そしておいしいです。ライスミルクやアーモンドミルクはタンパク質が少ないので、栄養的に牛乳の代わりにはなりません。ラクトース吸収不良の多くの人は、少量のラクトースには耐性があることに気付いています。そのため、ラクトースフリー食にする必要はほとんどありません。非常に過敏な人を除いて、症状を抑えるのには低ラクトース食で十分です。

もし自分がラクトース摂取を制限する必要があるとわかったときは、自宅では、低乳糖のミルク、チーズ、ヨーグルト、ケフィア、アイスクリームを使ってください。そしてラクターゼの錠剤を携帯して、外でアイスクリームやチャウダースープを食べるときに飲んでください。ラクターゼの錠剤を選ぶときは、ラベルをよく読んでください。驚くべき事実ですが、ラクターゼのサプリメントにはポリオールの1つのマンニトールが含まれているものがありますので注意してください。

Q79 一部の医薬品にはラクトースが入っていると聞きました。ラクトース不耐症の場合はどうすればいいですか?

ラクトースは医薬品の製造において、もっともよく充填剤として利用されます。錠剤1つに含まれるラクトースはごくわずかでも、薬を何種類も飲む人や何錠も飲まなければならない人は、1日に数グラムのラクトースを摂取していることになります。

もし心配であれば、自分が飲む薬にはどれくらいのラクトースが使われているか薬剤師に聞いてください。多くの場合、ラクトースが使われていない代用の薬もあります。ただし、薬を処方する医師に相談せずに服用をやめたり、変更したりしないでください。

Q80 私はフルクトースでとくに具合が悪くなりました。ラクターゼ酵素の錠剤のようなもので、フルクトースの消化を助けるものは何かありますか？

フルクトースは消化される必要はありません。すでに分解できる最小の糖の大きさなので、そのまま吸収されます。フルクトース吸収不良の人は、単にフルクトースの吸収がゆっくりすぎるのです。吸収を速めるために錠剤を飲むことはできませんが、ほかの方法がいくつかあります。

ポリオールはフルクトースの吸収を妨げるので、過剰なフルクトースとポリオール両方が含まれる果物を自分で避けるようにしてください。

または、高フルクトースの果物を、市販のグルコース（デキストロース）パウダーと一緒に食べてみてください。グルコースは吸収されるときフルクトースの一部を運び去ります。グルコースパウダーはサプリショップ、ビールやワインを作る業者やインターネットで購入できますので、ぜひためしてみてください。ぶどう糖（グルコース）の錠剤は糖尿病患者が血糖値を上昇させるときに必要なため、薬局でも販売されています。この方法は食品に含まれているフォドマップがフルクトースのみのときにだけ有効です。

一部の患者さんはスムージーにプロテイン・パウダーが入っているときに、一緒に入っている果物への耐性が改善すると話していました。アミノ酸はタンパク質の構成要素で、吸収されるときにフルクトースの一部を運んでいくのでフルクトースの吸収を高めることが理由でしょう。

Q81 フルクタンで具合が悪くなります。何かアドバイスはありますか？

食事のフルクタンのほとんどは小麦由来のものです。小麦製品全体の摂取量を減らしてください。どうしてもパンが食べたい場合は、手作りのサワードウ小麦パンやスペルト小麦のサワードウパンを見つけてください。本物のサワーブレッドは、膨張させるときにパン酵母を加えて作るパンより長時間発酵させます。サワードウの培養物中の微生物が、長時間の発酵によりフルクタンの一部を分解します。ラベルを見て、もし膨張を促進するためパン酵母が添加されているなら、それほどフルクタンが分解されていないと考えられます。

ニンニクを使う代わりにガーリックオイルで調理してください。ニンニクや玉ねぎを大きめに切って、それを入れて炒め、食べるまえに取り出します。自宅でハーブやアサツキを育てましょう。そのほかの葉状ハーブや甘いスパイスもためしてみてください。

加工されていない食べ物から食物繊維をとるようにして、添加された食物繊維をとらないようにしてください。このような成分は食品会社が「高繊維」食品として販売するのには好都合かもしれませんが、あなたのフルクタンで引き起こされるＩＢＳの症状に対しては、何の役にも立ちません。

Q82 フルクタンを分解する酵素は何かありますか？

そのような酵素は効果がかぎられていると思います。結合していないフルクトースを膨大に腸内に放出するので、結果的にはフォドマップの量は減りません。フルクトース吸収不良の人の体調はさらに悪化するでしょう。ただし、フルクトースを十分吸収できてもフルクタンには耐性がない人もいますので、その人たちにはその酵素をためしてみれば効果があるかもしれません。

Q83 フルクタンで起こる症状は、グルテンフリーのパンやピザ生地を食べれば対処できますか？

ぜひやってみてください。ただ、最近のイギリスの研究ではグルテンフリーのパンのなかには普通のパンと同じ量のフルクタンが含まれているものがあるとの報告もあります。

また、グルテンフリーのパンと焼き菓子の多くは、かなりの量のキサンタンガムを原料として含んでいます。キサンタンガムは厳密にはフォドマップには該当しませんが、フォドマップの性質の一部を兼ね備え、一部の人では十分な耐性を持ちません。

グルテン不耐症でなければ、スペルト小麦製品やスペルト小麦のサワードウ製品がいいかもしれません。でなければ、おべんとうや夕食の「糖質」として摂取する食べ物を、パンではなく代わりの全粒穀物やデンプン質の野菜などにする必要があります。米、トウモロコシ製品、オート麦、キビ、キヌア、じゃがいもが中心の外国の料理に目を向け、いいアイディアを見つけてください。

Q84 フルクタンはフルクトース分子の重合体なので、私がフルクトース吸収不良なら当然フルクタンも制限するべきですか?

必ずしもそうではありません。食餌性フルクトース不耐症の人は、ほかのフォドマップにも自動的に耐性がないはずであると、やみくもに決めつけるのは間違いです。フルクタンがフルクトース分子の重合体であるという事実はそれほど重要ではありません。というのも、これらの結合を分解してただのフルクトース分子にするための酵素が人間にはもともとないからです。フルクタンは発酵性があり浸透圧活性であるため、それ自体では耐性が乏しくなります。たしかに、フルクトース吸収不良の人のなかにはフルクタンやほかのフォドマップにも耐性がない人がいるので、フルクトース吸収不良の人にとって除去段階やチャレンジ段階を実施する意味が出てきます。

Q85 ポリオールで苦しみました。救済策はありますか?

残念ながら、あまりありません。プロテイン・パウダーなどに含まれるアミノ酸は、ソルビトールの吸収を高めることを示す研究があります。しかし、ポリオールが含まれるほとんどの食品に対して実用的かといえば、それほどではありません。

全糖のキャンディーを少量食べてください。または砂糖だけで甘くした昔ながらのガムを手に入れてください。

高ポリオールの果物や野菜を、旬のときにたくさん食べないようにしてください。マッシュルームやデーツを毎日少量食べることは定期的な排便に役立つこともありますが、旬だからと多量のサクランボやりんごを食べるのはよくありません。

Q86 ガラクタン不耐症の人への具体的アドバイスはありますか？

レンズ豆を含む豆類のフォドマップ成分を減らすためには、火を通すまえに3～12時間水に浸し、水を切ってからきれいな水を加えて加熱し、最後にまたその水を捨ててください。缶詰の豆も水分を切ってからきれいな水に浸し、最後にもう一度すすいでから使用してください。

いくつかの研究によると、味噌などの自然発酵した豆や豆粉はガラクタンがとても少ないそうです。発芽豆では、ガラクタン成分が減少していると言われています。しかし発芽の過程で細菌の増殖が促進され、食中毒の原因になることもあります。安全のため発芽豆は75℃で加熱してください。

Q87 私は肉を食べません。タンパク質を豆類からとりますが、フォドマップが多く含まれていることを考えると、どう対処すればよいですか？

できれば管理栄養士に相談して、栄養を十分摂取できるようにしてください。除去段階をできるだけ短く、1～2週間以内にとどめてください。タンパク質は豆腐とキヌアからとってください。チャレンジ段階のあとに、そのほかの大豆製品やレンズ豆を含む豆類を、耐性がある範囲で少しずつ食事に加えていくことで、1日のタンパク質の必要量をとることができます。ガラクタンを少量しか含まないチャレンジ食品リストの一番下位のものから始めてください。豆類を夕食に多く食べるのではなく、少ない量を幾度かに分けて食べてください。というのも、これらの食品はベジタリアンの食事ではとても重要で、フォドマップの大部分は小分けにすれば食べることができるのです。あなたのフォドマップ用のバケツがいっぱいにならないように、できるだけフォドマップが少ない果物や野菜を選び、小麦製品の量を制限して、ラクトース不耐症であれば植物性ミルクやハードチーズの利用を続けてください。

Q88　食品ラベルを見ると他の原料はすべて大丈夫なのに、原材料の最後に1つだけ食べられない原料が入っています。この食品は食べられますか？

除去段階であれば、答えは「食べられません」になりますが、それ以外のときだとすれば、あなたは厳密に除去しようとしていることになります。でも、どうやら答えは明らかです。まず知っておかなければならないことは、食品ラベルにある原材料は含まれる重量の多い順になっているということです。ということはリストの下の方の原料は、他と比べてかなり少量しか含まれていません。あなたのそのフォドマップに対する耐性レベルも重要になってきます。重度のフルクトース吸収不良であれば、果糖ぶどう糖液糖がいちばん上に表示されるグラノーラ・バーは食べたくないでしょう。でも明らかにそれほど甘くないクラッカーのようなもので原材料のいちばん下にあるのであれば問題はないでしょう。

Q89　プロバイオティクスとは何ですか？　摂食したほうがいいですか？

この食事法では、フォドマップを制限することで腸内細菌がもっとも好む食べ物を奪います。その結果、ガスや膨満感が減少します。しかし、数多くの善玉菌がバランスよく腸内にいることがもたらす、健康へのプラス効果を失いたくありません。プロバイオティクス・サプリメントを使えば、この難しい状況に対処できるでしょう。プロバイオティクスとは医療的効果を求めて意図的に多量にとる微生物を指します。

ＩＢＳの人にとっては、フォドマップでない糖質に満足し、過剰なガスを産生せず、健康によい短鎖脂肪酸を多量に産生できる腸が必要なのです。プロバイオティクスは腸内pHに影響を及ぼし、免疫系が正しく機能するのを助け、悪玉菌の影響を減らします。プロバイオティクスは腸への刺激を痛いと感じる内臓知覚過敏を軽減するという臨床結果も出ています。なかでも、ビフィズス菌、ラクトバチルス・プランタルム、ＬＧＧ乳酸菌、サッカロミセス・ブラウディは有望と言われています。

もしフォドマップ除去食事法を始めるまえに、すでにプロバイオティクスを始めているなら、そのまま続けてください。

プロバイオティクスをまだ始めていなければ、チャレンジ段階が終わってから始めるのがいちばんいいでしょう。そうでなければ、始めるまえに発酵性の糖質を食事から除去することをおすすめします。つまり除去段階を終了するまでは待ってください。プロバイオティクスを始めるときは、次の点を参考にしてください。

◇次に挙げるプロバイオティクスから、1つもしくは複数の製品をとるのがおすすめです。ビフィズス菌、ラクトバチルス・プランタルム、ＬＧＧ乳酸菌。

◇抗生物質起因や腸管感染症後のＩＢＳで、下痢症状の人は、菌ではなく酵母であるサッカロミセス・

ブラウディがいいかもしれません。

◇保存時や出荷時に温度管理されている小売店で購入してください。一部の製品は常温保存でき、常に冷蔵される必要はありませんが、21℃を超える温度で長期保存すると、製品の有効性が低下してしまいます。

◇熱いコーヒーやオートミールとプロバイオティクス製品を一緒にとらないようにしてください。善玉菌が死んでしまいます。冷たい食事と一緒にとるか、温かい食事や熱い飲み物をとるまえやあとには時間をおいてください。

◇慎重に始めたければ、最初はプロバイオティクス製品のカプセルをあけ、ごく少量の中身を冷たい料理にふりかけたり、冷たい水に溶かして飲んでください。数日かけて1回の分量まで徐々に増やしていってください。

◇プロバイオティクスには一種の閾値があります。そのため、定められた量をとらないと十分な医療的効果が得られません。また、プロバイオティクスは腸内に長くとどまったりコロニーを作ったりしないので、習慣的にとる必要があります。

◇日常的にとらない場合も、食中毒、胃腸炎、あるいは抗生物質を使ったあとなどにはプロバイオティクスを利用してみてください。

◇病気や免疫抑制剤により免疫機能に障害が生じている場合は、プロバイオティクスを利用するまえに、医師にそのリスクや利点について相談してください。

付録　簡単に作れるフォドマップ除去食のレシピ

本書は料理を紹介する本ではなく、食べ物があなたの症状にどう影響するかについて学ぶためのものです。しかしほとんどの人が、除去段階では、食品ラベルを読んだり、メニューを考えたり、簡単な料理を作るのに精いっぱいです。そこで、フォドマップ除去食が簡単においしく作れる、手軽なメニューをご紹介します。

ガーリックオイル

香ばしいニンニクの風味を、腹痛を起こさず食べられます。料理用の油や香りづけの油に利用してください。

【材料】

エクストラ・バージン・オリーブオイル　1／2カップ

ニンニク　大3かけ

【作り方】

①小さめで厚手の片手鍋にオリーブオイルとニンニクを入れる。

②ニンニクから小さいあわがたくさん出てくるまで、中火で加熱する。

③火をとめて放置し、余熱でニンニクの中まで火を通す。

④あら熱がとれたら、きれいに洗った蓋つきのガラスの保存ビンに、オリーブオイルをニンニクごと入れる。

⑤ 1日たったら、ニンニクを取り出す。
⑥ 冷蔵庫で保存し、1週間以内に使い切る。

ピーカンパイ・グラノーラ・バー

市販のバーは現代生活の必需品になりました。フォドマップを含まないバーはないかとよく質問されますが、市販のファイバー・バー、プロテイン・バー、エナジー・バー、栄養バー、スナック・バーなどにはフォドマップが多く含まれています。ここで紹介するバーは、急ぎの朝食やおやつにぴったりで、おいしく簡単に作れます。バーには成形するための粘着剤が必要です。そのため市販のバーには、はちみつや果糖ぶどう糖液糖が使われています。幸いにもカロのライトコーンシロップとテイト&ライルのゴールデンシロップはフォドマップ除去段階で使えます。

【材料】（16個分）
ロールドオーツ　2カップ
アーモンドプードル　1／2カップ
オーツ粉　1／2カップ
かぼちゃの種　1／2カップ
ペカンナッツ（ピーカンナッツ）　1カップ（砕いて）
ライトコーンシロップまたはゴールデンシロップ　1／3カップ

卵　大1個（ときほぐす）
油　1／3カップ
バター　1／3カップ
バニラエッセンス　少々

【作り方】

①オーブンを170℃に予熱し、耐熱トレーにバターか油を塗る。
②すべての材料をボウルに入れ、木のスプーンもしくは素手で混ぜ合わせる。
③生地をトレーに入れ、1・5㎝ほどの厚さに均等に伸ばす。トレーのふちと生地のあいだは少しあけておき、生地をはがしやすいようにする。
④生地の外周にこんがり色がつくまで30〜35分焼く。生地の中心は少し柔らかいくらいで大丈夫。
⑤完全に冷めたら16個に切り分ける。
⑥1個ずつラップで包み、常温で保存する。

【料理のヒント】

・オーツ粉はロールドオーツをブレンダーやフードプロセッサで細かくして作ることができる。
・メープルシロップを使ってもよいが、もろく柔らかい焼き上がりになり、焦げやすい。
・好みのナッツやシード類（ピスタチオは除く）も、1・25カップまで入れることができる。
・サクサクしている食感が好みであれば、生地を焼くまえに16等分して丸いクッキー状にする。この場合、焼く時間は必要に応じて減らす。

ピーナッツバター・クッキー

みんな大好き、簡単でとてもおいしい、小麦粉を使わないクッキーです。

【材料】（16個分）

卵　大1個
ナチュラルピーナッツバター（粒あり粒なしはお好みで）　1カップ
グラニュー糖　1カップ（ピーナッツバターの甘さによって調節）

【作り方】

①オーブンを180℃に予熱する。
②すべての材料をボウルに入れ、混ぜる。
③生地を2㎝大に丸めるか、スプーンで生地をすくってオーブンシートに落とす。
④生地にフォークを刺し、小さめのボウルに入れたグラニュー糖をつける。
⑤フォークの背を生地の表面に2度押し付けて、格子模様をつける。同時にクッキーの厚さが0・6㎝くらいになるよう平らにする。
⑥クッキーの表面が乾いた感じになるまで10～12分焼く。完全に冷めたら密封容器に保存する。

レモンビネグレット・ドレッシング

とても簡単でさわやかなサラダドレッシング。生鮮食品のおいしさを引き立たせます。

【材料】
レモン　2個（しぼってジュースにする）
エクストラ・バージン・オリーブオイル　大さじ6
メープルシロップ　小さじ1
海塩　小さじ0・5
黒コショウ　小さじ0・5

【作り方】
①すべての材料をふたのあるガラスの容器に入れ、よく振って混ぜる。
②使うまで冷蔵庫で冷やす。

キヌアサラダ

ミントとレモン風味のサラダです。キヌアはお米と同じように火を通し、冷めても食べられるデンプン質の種です。タンパク質と食物繊維が豊富に含まれています。

【材料（5人分）】
乾燥キヌア　2カップ
水　4カップ
赤パプリカ　1個（0・5㎝角にカットする）
レモンの皮　1個分（すりおろす）
レモン果汁　1個分
オリーブオイル　1／4カップ
砂糖　大さじ1（風味付けなのでもっと少量でもよい）
塩　小さじ1／2
黒コショウ　小さじ1／2
アサツキ、ワケギなど　大さじ3
ミントの葉もしくはパセリ　1／2カップ（刻む）

【作り方】
①よく洗ったキヌアを鍋に入れ、水を加える。
②やや強めの中火にかけ、沸騰したらコトコト煮える状態まで火を弱める。約15分間、水がなくなるまで加熱する。
③火を止めてそのまま冷ます。
④ボウルに、レモンの皮、レモンジュース、オリーブオイル、砂糖、塩、黒コショウを入れ、混ぜ合わせる。
⑤キヌア、赤パプリカの角切り、アサツキ、ミントを④に入れてからめる。

【料理のヒント】

・キヌアはお米より粒が小さいので、洗うときは茶こしや排水口用の袋などを使うと洗いやすい。洗うことで石鹸の泡のようなサポニンが取り除かれ、おいしくなる。

・香辛料は好みで調節する。食べるときは温めても冷やしてもおいしい。

ポークチャーハン

チャーハンは残り物で作れる素晴らしい料理です。ごはんを炊くときは、翌日に家族の大好きなポークチャーハンをつくることを考え、いつも多めにしています。

【材料】（5人分）**】**

油　大さじ2
卵　大2個（ときほぐす）
しょうゆ　大さじ4
ピーナッツバター　大さじ2・5
ブラウンシュガー　大さじ1
米酢　大さじ1
ガーリックオイル　大さじ1
ごま油　小さじ2

黒コショウ　少々
ホットソース（好みで）
しょうが　大さじ1（みじん切り）
にんじん　1カップ（みじん切り）
冷えたごはん　4カップ
豚肉　200グラム（調理済みのもの、刻む）
もやし　1カップ
缶詰のパイナップル　1カップ（刻む）
カシューナッツ　1／2カップ
ネギの青い部分　1本分（小口切り）

【作り方】

①油大さじ0・5をフッ素加工のフライパンに入れ、中火よりやや強めで熱する。
②とき卵を入れ、かき混ぜながら火を通し、皿にうつしておく。
③小さめのボウルに、しょうゆ、ピーナッツバター、ブラウンシュガー、米酢、ガーリックオイル、ごま油、黒コショウ、ホットソースを入れ、混ぜ合わせておく。
④フライパンに残りの油を入れ、水を一滴落とすとはねるくらいになるまで熱する。
⑤しょうが、にんじんをフライパンに入れ、火が通るまで炒める。
⑥冷えたごはんをフライパンに入れ、5〜10分かき混ぜながら炒める。全体的に火が通り、少しパラパラ感が出てくるまで炒める。

⑦フライパンに残りの材料と③のソースを加え、混ぜながら全体的に火が通るまで炒める。

【料理のヒント】

・豚肉の代わりに鶏肉やシーフード、セイタンを使うこともできる。

チキンセイタン

セイタンは小麦のグルテンから作られる高タンパクの肉の代用食品です。チキンセイタンは、完全菜食主義の人にとっては貴重なタンパク質として、好きな料理に利用できます。このレシピ集にセイタンを入れたのは、ほぼピュアなグルテンを小麦、ライ麦、大麦の穀物に含まれていない状態で食べるとどうなるか、ためしたい人のためです。ただし、セリアック病や、非セリアックグルテン過敏症がある人は、絶対にセイタンを食べないでください。

【材料】（12食分）

バイタル小麦グルテン　280グラム
肉用ミックスシーズニング　大さじ1
ガーリックオイルまたはオリーブオイル　小さじ1／4
しょうゆ（味を付けないときは水）　1／3カップ
水　2カップ
スープ用の水　8カップ

わけぎまたは小ネギ（小口切り） 1／4カップ
黒コショウ 少々

【作り方】

①バイタル小麦グルテン、シーズニング、ガーリックオイルを大きめのガラスのボウルに入れて混ぜ合わせる。全体が均等になるようによく混ぜる。
②別のボウルに、しょうゆ1／3カップと水2カップを入れ、少しずつ①に注ぎ入れる。
③グルテンが弾力のあるボール状になるまでかき混ぜる。
④できた生地を調理台に乗せ、数分間、生地をこねて長く伸ばす。
⑤スープを作るあいだ、15分ほど生地をそのままにしておく。
⑥水8カップと②で残ったしょうゆスープ、わけぎ、黒コショウを深鍋にいれて煮立たせる。
⑦長く伸ばしたグルテンを好みの形に切って、煮立っているスープの中に入れる。
⑧ふたをして、弱火で45分ほどコトコトと煮る。
⑨できあがったセイタンをスープからお皿に取り出して冷ます。食べるまで冷蔵庫で保存するか冷凍する。

おわりに

私は素晴らしい家族、患者さん、同僚、そして世界中の読者と触れ合う機会に恵まれました。夫のポールはこの本の計画を立てた当初から協力してくれました。彼が私を100%信じてくれていることが、執筆への勇気を与えてくれました。娘のローラは料理を味見してレシピをためし、手直ししてくれましたし、クリスティーンは原稿の編集を手伝ってくれました。弟のポールと義弟のグレッグは出版にあたっての知識を教えてくれました。

本書の初版を書き終えたときは、大きな安堵感と達成感を覚えました。しかしすぐに、これは私のフォドマップ探求の始まりに過ぎないと気づきました。患者さん、本の読者、ブログの読者、ツイッターやフェイスブックのフォロワーはとても熱心な人ばかりです。その一言、コメント、ツイートは、もっと資料を読み込んで学び、みなさんに知らせないといけないと、私をかきたててくれます。本書に関わる患者さん、読者、フォロワー、協力者は、私にとって本当に大切な方々です。みなさんがいなければ、この第2版はできませんでした。

私に質問して答えを求めたり、資料を教えてくれたり、フォドマップという言葉を広めるのを手伝ってくれた多くの同僚や同業者、とくに米国栄養士会の食事療法グループ栄養士企業家会のみなさん、ありがとうございました。認定セラピスト、メールリストの仲間も私にとって大切な方々です。フォドマップを推進するもう1人の管理栄養士であるケイト・スカルラータは、*The Complete Idiot's Guide to Eating Well with IBS* の著者で、彼女との共同作業はたいへん楽しいものでした。管理栄養士のニキ・ストリアリと、管理栄養士で認定栄養支援臨床師のキャロル・イレトン・ジョーンズ博士は、ご親切にも私の原稿を読んでレビューしてくれました。

管理栄養士のスーザン・クインビィをはじめ、メイン州ポートランドのニュートリション・ワークスLLCのすばらしい同僚たちにも感謝します。スーザンはフォドマップに関してサポートし、励ましてくれました。理学修士で管理栄養士のキティ・ブロイヤーは、*The Everyday Low-Carb Slow Cooker Cookbook* など数冊の料理本の共同執筆者で、従来の出版方法よりも自費出版のほうがいいと考える私に、貴重なアドバイスをして励ましてくれました。ニューハンプシャー大学の栄養学の学生であるジュリアン・スミスは、リサーチ、レシピの開発や料理を手伝ってくれました。また、完全菜食主義やベジタリアンのためのフォドマップ除去食事法のやり方をブログに書き込んでくれました。ジェニファー・ケイヴンには編集をお願いしましたが、本書に書かれている文章の間違いなどの責任は著者である私にあることをご留意ください。ここで名前を挙げられなかった方々も含め、みなさんにこころよりお礼申し上げます。

読書のみなさんとは、引き続きウェブサイトでフォドマップについて、お話ししていきたいと思っています。

パッツィー・キャッソス

訳者あとがき

著者のパッツィーはフォドマップにいち早く注目し、2009年にアメリカで、一般の読者向けに本書の初版を出版しました。今まで毎日を不安や不調とともに過ごしてきた患者さんにとって、お金に換えられない重要な変化は、自らがIBS患者であり、また研究者でもある著者の持つ視点から生まれました。

彼女と同じような病歴を持つ私は、2014年の初夏、痛みを伴う激しい下痢やそれに続く倦怠感によって生活に悪影響を受けていました。IBSは根本的な治療法がない病気と知っていましたが、それでも何か良くなる方法があるはずだと探していくなか、その年が終わるころ見つけたのがフォドマップ除去食事法でした。それまで主食としていたパンをご飯に変え、パスタや小麦製品を避けました。するとすぐに変化が見られ、夕食後、それまであたりまえだった腹部不快感がなくなり、下痢も起こらなくなったのです。フォドマップをとらないことで、それまで苦しんできたIBSの症状は70～80％改善したといえます。その後、避けるべき食品の知識が徐々に増え、「明日は休みだからこのケーキを食べてもいいだろう」と自分で判断したり、「やっぱり夕方食べたあのプリンが7時間後の今きたな」などと、自分で検証できるようになったのです。

また一方で、食べ物だけがIBSの原因ではないこともわかりました。忙しくて疲れやストレスがたまったときには、食事に気を付けてもどうしても下痢や便秘になりがちです。規則的な生活と食事、十分な睡眠と休養は基本的な健康に欠かせないということも経験から納得できます。

フォドマップ除去食は最初のうちは制約が多いと感じるかもしれません。けれど、試してみればすぐに何かしらの変化が起こるはずです。症状の原因になっている食品は意外なものかもしれませんので、まずは本書の指示のとおりに取り組んでください。食べ物に対する反応は人により違いますので、一度あなたの症状が収まり、日常生活に支障がなくなれば、少しずつ原因になっている食べ物を見つけていくことができます。今後はさらに食物不耐症やＩＢＳの研究が進み、新しい食事法や治療が開発されるかもしれません。でもすでにスタートを切っているあなたは、かなり先を走っているはずです。

お腹に大丈夫な食事を知っているというのは、やはり心強いことです。幸いにも日本では伝統的にお米を中心とした食事があり、フォドマップを避けるのはそれほど難しくありません。ぜひみなさんも、フォドマップ除去食事法で腸の問題を解決してください。不安のない生活への重要な第一歩を踏み出してください。

今回、本書を翻訳する機会を幸いにも得ることができました。この場をお借りして以前お世話になった宮川病院の宮川忠昭先生、仕事に関するアドバイスをいただいた高手はるかさん、そして食事面で心配をかける母にお礼申し上げます。また、出版にあたり本書の企画から日本語版を作っていただいた編集部の外山千尋さん、著者であるパッツィーをはじめ、関係者の方々へお礼申し上げます。

２０１６年８月

天戸　文美

Thiwan, Sayed, MD. Abdominal bloating: A mysterious symptom.

Tomlin DJ, Read NW. The effect of feeding xanthan gum on colonic function in man: Correlation with in vitro determinants of bacterial breakdown. Brit J Nutr 1993; 69:897-902.

Tosh SM, Yada S. Dietary fibres in pulse seeds and fractions: Characterization, functional attributes, and applications. Food Research International 2010; 43:450-460.

Tungland BC, Meyer D. Nondigestible olig- and polysaccharides (dietary fiber): their physiology and role in human health and food. Compr Rev Food Sci F. 2002; 1:73-92.

Van de Meulen R, Scheirlinck I, Van Schoor A, Huys G, Vancanneyt M, Vandamme P, De Vuyst L. Population dynamics and metabolite target analysis of lactic acid bacteria during laboratory fermentations of wheat and spelt sourdoughs. Appl Environ Microb 2007; 73(15):4741-4750.

Varea V, de Carpi JM, Puig C, Alda JA, Camacho E, Ormazabal A, Artuch R, Gómez L. Malabsorption of Carbohydrates and Depression in Children and Adolescents. J Pediatr Gastr Nutr 40:561-565.

Ventura EE, Davis JN, Goran MI. Sugar content of popular sweetened beverages based on objective laboraroy analysis: Focus on fructose content. Obesity 2011; 4:868-874.

Verdu EF, Armstron DA, Murray JA. Between celiac disease and irritable bowel syndrome: The "no man's land" of gluten sensitivity. Am J Gastroenterol 2009; 104:1587-1594.

Verdu EF. Can gluten contribute to irritable bowel syndrome? Am J Gastroenterol 2011; 106:516-518.

Vos MB, Kimmons JE, Gillespie C, Welsh J, Blanck HM. Dietary fructose consumption among US children and adults: the Third National Health and Nutrition Examination Survey, Medscape J Med. 2008; 10(7):160. Retrieved October 23, 2011*.

Whelan K, Abrahmsohn O, David GJP, Staudacher H, Irving P, Lomer MCE, Ellis PR. Fructan content of commonly consumed wheat, rye and gluten-free breads. Int J Food Sci Nutr 2011 62(5):498-503.

Whey Protein Institute. Whey Protein FAQ.

Wilt TJ, Shaukat A, Shamliyan T, Taylor BC, MacDonald R, Tacklind J, Rutks I, Schwarzenberg SJ, Kane RL, and Levitt M. Lactose Intolerance and Health. No. 192 (Prepared by the Minnesota Evidence-based Practice Center under Contract No. HHSA 290-2007-10064-I.) AHRQ Publication No. 10-E004. Rockville, MD. Agency for Healthcare Research and Quality. February 2010.

Zörb C, Betsche T, Langenkämper G, Zapp J, Seifert M. Free Sugars in spelt wholemeal and flour. J Appl Bot Food Qual 2007; 81:172-174.

Purdue University Center for New Plants and Plant Products. Retrieved December 29, 2011 from[http://www.hort.purdue.edu/newcrop/crops/corn.html]

Prosky L, Hoebregs H. Methods to determine food inulin and oligofructose. J Nutr 1999;129:1418S-1423S.

Quigley, EMM. Probiotics in irritable bowel syndrome: An immunomodulatory strategy? J Am Coll Nutr 2007; 26(6):684S-690S.

Rackis JJ. Flatulence caused by soya and its control through processing. J Am Oil Chem Soc 1981; 58(3):503-510.

Rao SC, Attaluri A, Anderson L, Stumbo P. The ability of the normal human small intestine to absorb fructose: Evaluation by breath testing. Clin Gastr Hepatol 2007; 5(8):958-963.

Rumessen, JJ, Gudmand-Høyer E. Fructans of chicory: Intestinal transport and fermentation of different chain lengths and relation to fructose and sorbitol malabsorption. Am J Clin Nutr 1998; 68:357-364.

Scarlata, K. The Complete Idiot's Guide to Eating Well with IBS, Alpha Books, USA, 2010.

SCIOTEC Diagnostic Technologies, Scientific information on fructose malabsorption & FRUCTOSIN.

Shaheen NJ, Hansen RA, Morgan DR, Gangarosa LM, Ringel Y, Thiny MR, Russo MW, Sandler RS. The burden of gastrointestinal and liver diseases, 2006. Am J Gastroenterol 2006; 101:2128-2137.

Shepherd SJ, Parker FC, Muir JG, Gibson PR. Dietary triggers of abdominal symptoms in patients with irritable bowel syndrome: randomized placebo-controlled evidence. Clin Gastr Hepatol 2008; 6:765-771.

Shepherd, SJ, Shepherd Works. Retrieved January 8, 2012 from [www.shepherdworks.com.au.]

Signet Diagnostic Corporation. Leap-Disease Management Website. Retrieved January 8, 2012 from [http://www.nowleap.com/.]

Simrén M, Axelsson J, Gillberg R, Abrahamsson H, Svedlund J, Björnsson ES. Quality of life in inflammatory bowel disease in remission: The impact of IBS-like symptoms and associated psychological factors. Am J Gastroenterol. 2002 Feb; 97(2):389-396.

Spiller R, Postinfectious functional dyspepsia and postinfectious irritable bowel syndrome: different symptoms but similar risk factors. Gastroenterology 2010; 138(5):1600-1663.

Stone-Dorshow T, Levitt MD. Gaseous response to ingestion of a poorly absorbed fructo-oligosaccharide sweetener. Am J Clin Nutr. 1987; 46:61-65.

Suares NC, Ford AC. Systemic review: the effects of fibre in the management of chronic idiopathic constipation. Aliment Pharmacol Ther 2011; 33(8):895-901.

The Sugar Association, Inc. Retrieved January 8, 2012 from [http://www.sugar.org.]

Thiwan S. Lactose intolerance and small bowel bacterial overgrowth in irritable bowel syndrome. The UNC Center for Functional GI and Motility Disorders. Retrieved October 23, 2011 from [http://www.med.unc.edu/ibs/files/educational-gi-handouts/Abdominal%20Bloating.pdf/at_download/file.]

Levine BL, Weisman S. Enzyme replacement as an effective treatment for the common symptoms of complex carbohydrate intolerance. Nutr Clin Care 2004; 7(2):75-81.

Lifeway Foods. 411 on Lactose Intolerance and Lifeway Kefir.

Macfarlane GT, Steed H, Macfarlane SJ. Bacterial metabolism and health-related effects of glacto-oligosaccharides and other prebiotics. Appl Microbiol 2008; 104(2):305-344.

Maxion-Bergemann S, Thielecke E, Abel E, Bergemann R. Costs of irritable bowel syndrome in the UK and US. Pharmacoeconomics 2006; 24(1):21-37.

McCleary BV, Murphy A. Measurement of total fructan in foods by enzymatic/spectrophotometric methods: Collaborative study. J AOAC Int 2000; 83(2):356-364.

Morcos A, Dinan T, Quigley EMM. Irritable bowel syndrome: Role of food in pathogenesis and management. J Digest Dis 2009; 10(4):237-246.

Moshfegh, AJ, Friday JE, Goldman JP, Chug A, Jaspreet K. Presence of inulin and oligofructose in the diets of Americans, J Nutr. 1999; 129:1407S-1411S.

Muir JG, Shepherd SJ, Rosella O, Rose R, Barrett JS, Gibson PR. Fructan and free fructose content of common Australian vegetables and fruit. J Agric Food Chem 2007; 55:6619-6627.

Nathan DM, Shepherd SJ, Berryman M, Muir JG, Iser JH, Gibson PR. Fructose malabsorption in Crohn's disease: a common contributor to symptoms that benefit from dietary modification. J Gastroen Hepatol. 2005; 20(Suppl.):A27.

National Kefir Association.

National Starch and Chemical Company, About RS – Resistant Starch. Retrieved December 29, 2011 from [http://www.resistantstarch.com/ResistantStarch/About+RS/.]

National Yogurt Association. Retrieved January 8, 2012 from [http://www.aboutyogurt.com.]

Neal KR, Hebden J, Spiller R. Prevalence of gastrointestinal symptoms six months after bacterial gastroenteritis and risk factors for development of the irritable bowel syndrome: postal survey of patients. Brit Med J 1997;314(7083):779-782.

Niness KR. Inulin and oligofructose: What are they? J Nutr. 1999; 129:1402S-1406S.

Nucera G, Gabrielli M, Lupascu A, Lauritano EC, Santoliquido A, Cremonini F, Cammarota G, Tondi P, Pola P, Gasbarrini G, Gasbarrini A. Abnormal breath tests to lactose, fructose and sorbitol in irritable bowel syndrome may be explained by small intestinal bacterial overgrowth. Aliment Pharm Therap. 2005;21(11):1391-1395.

Oklahoma Cooperative Extension Service. Let's compare dairy goats and cows.

Ong DK, Shaylyn M, Barrett JS, Shepherd SJ, Irving PM, Biesiekierski J, Smith S, Gibson PR, Muir JG. Manipulation of dietary short chain carbohydrates alters the pattern of gas production and genesis of symptoms in irritable bowel syndrome. J Gastroen Hepatol 2010 25:1366-1373.

Parkes GC, Brostoff J, Whelan K, Sanderson JD. Gastrointestinal microbiota in irritable bowel syndrome: Their role in its pathogenesis and treatment. Am J Gastroenterol 2008; 103:1557-1567.

Pimentel M, Lembo A, Chey WD, Zakko S, Ringel Y, Yu J, Mareya SM, Shaw AL, Bortey E, Forbes WP for the TARGET Study Group, Rifaximin therapy for patients with irritable bowel wyndrome without constipation. N Engl J Med 2011: 364:22-32.

validation of the Patient Educational Needs Questionnaire (PEQ). Amer J Gastr 2007; 102:1972-1982.

Hanover ML, White JS. Manufacturing, composition and applications of fructose. Am J Clin Nutr.1993; 58(suppl):724S-32S.

Health Canada. Sugar alcohols (polyols) and polydextrose used as sweeteners in food. 2005. Retrieved October 23, 2011 from [http://www.hc-sc.gc.ca/fn-an/securit/addit/sweeten-edulcor/polyols_polydextose_factsheet-polyols_polydextose_fiche-eng.php]

Heizer WD, Southern S, McGovern S. The role of diet in symptoms of irritable bowel syndrome in adults: a narrative review. J Amer Diet Assoc 2009; 1091204-1214.

Hoekstra JH, van den Aker JHL. Facilitating effect of amino acids on fructose and sorbitol absorption in children. J Pediatr Gastr Nutr 1996; 23(2):118-124.

Imperial Malts, Ltd. Retrieved December 28, 2011 from [http://www.imperialmalt.com/malt-extract.html]

Inadomi JM, Fennerty MB, Bjorkman D. The economic impact of irritable bowel syndrome. Aliment Pharmacol Ther 2003; 28(7):671-682.

International Organics, Energave. Raw, organic agave nectar, 2008. Retrieved November 13, 2011 at [http://www.internationalorganics.com/infofiles/Intl_Organics_Organic_Agave_Info.pdf]

Jiménez MB, Treatment of irritable bowel syndrome with probiotics. An etiopathogenic approach at last? Rev Esp Enferm Dig. 101(8):553-564.

Karppinen S, Myllymäki O, Forssell P, Poutanen K. Fructan Content of Rye and Rye Products. Cereal Chem 2003; 80(2):168–171.

Karppinen S. Dietary fibre components of rye bran and their fermentation in vitro. Espoo 2003. VTT Publications 500. Retrieved October 26, 2011 at [http://ethesis.helsinki.fi/julkaisut/bio/bioja/vk/karppinen/dietaryf.pdf]

Kolfenbach L. The pathophysiology, diagnosis and treatment of IBS. J Amer Acad Phys Assist. 2007 Jan; (20)1:16-20.

Lavender, R. Following the ripening of bananas. Chem Sci. 2006 Feb; 3.

Leavitt MD, Duane WC. Floating stools—flatus versus fat. New Engl J Med 1972; 286(18)973-975.

Ledochowski M, Sperner-Unterweger B, Fuchs D. Lactose malabsorption is associated with early signs of mental depression in females. A preliminary report. J Dig Dis 1998; 43(11)2513-2517.

Ledochowski M, Überall F, Propst T, Fuchs D, Fructose malabsorption is associated with lower plasma folic acid concentrations in middle-aged subjects. Clin Chem 1999; 45(11):2013-2014.

Ledochowski M, Widner B, Bair H, Probst T, Fuchs D. Fructose- and sorbitol-reduced diet improves mood and gastrointestinal disturbance in fructose malabsorbers. Scand J Gastr 2000; 35:1048-1052.

Ledochowski M, Widner B, Murr C, Fuchs D, Decreased serum zinc in fructose malabsorbers. Clin Chem 2001; 47(4):745-747.

Lee CY, Shallenberger RS, Vittum MT. Free sugars in fruits and vegetables. New York's Food and Life Sciences Bulletin. 1970; 1:1-12.

Emmanuel AV, Tack J, Quigley EM, Talley NJ. Pharmacological management of constipation. Neurogastroenterol Motil 2009; 21(Suppl.2):41-54.
Eswaran S, Tack J, Chey WD. Food: The forgotten factor in the irritable bowel syndrome. Clin N Amer 2011(40):141-162.
Food and Agrigulture Organization of the United Nations. Carbohydrates in Human Nutrition, Report of a Joint FAO/WHO Consultation, Rome. April 1997. Retrieved October 23, 2011 from [http://www.fao.org/docrep/W8079E/w8079e00.HTM]
Ford AC, Chey WD, Talley NJ, Malhotra A, Spiegel MR, Moayyedi P. Yield of diagnostic tests for celiac disease in individuals with symptoms suggestive of irritable bowel syndrome. Arch Intern Med 2009; 169(7):651-658.
Ford AC, Talley NJ, Spiegel BMR, Foxx-Orenstein AE, Schiller L, Quigley EMM, Moayyedi P. Effect of fibre, antispasmodics, and peppermint oil in the treatment of irritable bowel syndrome: systemic review and meta-analysis. Brit Med J 2008; 13:3370:237-246.
Francavilla R, Miniello V, Magistà AM, De Canio A, Bucci N, Gagliardi F, Lionetti E, Castellaneta S, Polimeno L, Peccarisi L, Intrio F, Cavallo L. A randomized controlled trial of Lactobacillus GG in children with functional abdominal pain. Pediatrics 2010; 126; e1445-e1452.
Gearry RB, Irving PM, Nathan DM, Barrett JS, Shepherd SJ, Gibson PR. The effect of reduction of poorly absorbed, highly fermentable short chain carbohydrates (FODMAPs) on the symptoms of patients with inflammatory bowel disease (IBD). J Gastroen Hepatol. 2007; 22(supp 3):A292.
Gibson PR, Shepher SJ. Evidence-based Dietary Management of Functional Gastrointestinal Symptoms: The FODMAP Approach. J Gastroenterol Hepatol. 2010; 25(2):252-258.
Gibson PR, Shepherd SJ. Evidence-based dietary management of functional gastrointestinal symptoms: the FODMAP approach. J Gastr Hepatol 2010; 25(2):252-258.
Goldstein R, Braverman D, Stankiewicz H. Carbohydrate malabsorption and the effect of dietary restriction on symptoms of irritable bowel syndrome and functional bowel complaints. Isr Med Assoc J 2000; 2:583-587.
Grabitske HA, Slavin JL. Gastrointestinal effects of low-digestible carbohydrates. Crit Rev Food Sci Nutr 2009; 49(4):327-360.
Granito M, Frias J, Doblado R, Guerra M, Champ M, Vidal-Valverde C. Nutritional improvement of beans (Phaseolus vulgaris) by natural fermentation. Eur Food Res Technol 2002; 214:226-231.
Gwee K. Fiber, FODMAPs, flora, flatulence and the functional bowel disorders. J Gastroenterol Hepatol. 2010; 25:1335-1336.
Hadley SK, Gaarder SM. Treatment of irritable bowel syndrome. Am Fam Physician. 2005 Dec; 72(12):2501-2506.
Halpert A, Dalton CB, Palsson O, Morris C, Hu Y, Bangkiwala S, Hankins J, Norton N. What patients know about irritable bowel syndrome (IBS) and what they would like to know. National survey on patient educational needs in IBS and development and

Camilleri M. Probiotics and Irritable Bowel Syndrome: Rationale, putative mechanisms, and evidence of clinical efficacy. J Clin Gastroenterol. 2006; 40:264-269.

Camilleri M. Probiotics and irritable bowel syndrome: Rationale, mechanisms, and efficacy. J Clin Gastroeneterol 2008; 42:S123-S125.

Chatterjee S, Park S, Low K, Kong Y, Pimentel M. The degree of breath methane production in IBS correlates with the severity of constipation. Am J Gastroenterol. 2007 Apr; 102(4):837-841.

Cheng C, Bian Z, Zhu, L, Wu J, Sung J. Efficacy of a Chinese herbal proprietary medicine (Hemp Seed Pill) for functional constipation. Amer J Gastr 2011; 106:120-129.

Chinda D, Nakaji S, Fukuda S, Sakamoto J, Shimoyama T, Nakamura T, Fujisawa T, Terada A, Sugawara K. Fermentation of different dietary fibers is associated with fecal clostridia levels in men. J Nutr 2004; 134:1881-1886.

Choi CH, Jo SY, Park HJ, Chang SK, Byeon J, Myung S. A randomized, double-blind, placebo-controlled multicenter trial of saccharomyces boulardii in irritable bowel syndrome: Effect on quality of life. J Clin Gastroenterol 2011 Sep; 45(8):679-683.

Choi YK, Johlin FC, Summers RW, Jackson M, Rao SC. Fructose intolerance: an under-recognized problem. Am J Gastr 2003; 98(6):1348-1353.

Christie C, ed. The Florida Medical Nutrition Therapy Manual, (Florida Dietetic Association) 2005. P. 4.1-4.2.

Cremon C, Gargano L, Morselli-Labate AM, Santini D, Cogliandro RF, De Giorgio R, Stanghellini V, Corinaldesi R, Barbara G. Mucosal immune activation in irritable bowel syndrome: Gender-dependence and association with digestive symptoms. Amer J Gastr 2009; 104:392-400.

Croagh C, Shepherd SJ, Merryman M, Muir JG, Gibson PR. Pilot study on the effect of reducing dietary FODMAP intake on bowel function in patients without a colon. Inflamm Bowel Dis 2007; 12:1522-1528.

Cummings JH, MacFarlane GT, Englyst HN. Prebiotic digestion and fermentation. Am J Clin Nutr 2001; 73:415S-20S.

Dean BB, Aguilar D, Barghout V, Kahler KH, Frech F, Groves D, Ofman J. Impairment in work productivity and health-related quality of life in patients with IBS. Am J Manag C 2005; 11(1):S17-26.

DeVries J, Post B, Medallian Laboratories. Polydextrose technical bulletin. Retrieved October 23, 2011 from [http://www.medlabs.com/Downloads/polydextrose.pdf.]

Dunlop SP, Hebden J, Campbell E, Naesdal J, Olbe L, Perkins AC, Spiller RC. Abnormal intestinal permeability in subgroups of diarrhea-predominant irritable bowel syndromes. Am J Gastroenterol 2006; 101:1288-1294.

Eadala P, Waud JP, Matthews SB, Green JT, Campbell AK. Quantifying the 'hidden' lactose in drugs used for the treatment of gastrointestinal conditions. Aliment Pharmacol Ther 2009; 15(6):677-687.

Eastern Health Cinical School—Monash University. The Low FODMAP Diet; Reducing Poorly Absorbed Sugars to Control Gastrointestinal Symptoms (booklet). Monash University, Victoria, Australia, 2011.

Electronic Code of Federal Regulations, Title 21 Food and Drugs, Section 101.9.

参考文献と参照ＵＲＬ

Akbar A, Yiangou Y, Facer P, Walters JRF, Anand P, Ghosh S. Increased capsaicin receptor TRPV1-expressing sensory fibres in irritable bowel syndrome and their correlation with abdominal pain. Gut 2008; 57:923-929.

Arrigoni E, Brouns F, Amadò. Human gut microbiota does not ferment erythritol. Brit J Nutr 2005; 94:643-646.

Austin GL, Dalton CB, Yuming H, Morris CB, Hankins J, Weinland SR, Westman EC, Yancy WS, Drossman DA. A very low-carbohydrate diet improves symptoms and quality of life in diarrhea-predominant irritable bowel syndrome. Clin Gastr Hepatol 2009; 7(6):706-708.

Barret JS, Gibson PR. Development and validation of a comprehensive semi-quantitative food frequency questionnaire that includes FODMAP intake and glycemic index. J Am Diet Assoc 2010; 110:1469-1476.

Barrett JS, Gearry RB, Muir JG, Irving PM, Rose R, Rosella O, Haines ML, Shepherd SJ, Gibson PR. Dietary poorly absorbed, short-chain carbohydrates increase delivery of water and fermentable substrates to the proximal colon. Aliment Pharm Ther 2010 31:874-822.

Barrett JS, Gibson PR. Clinical ramifications of malabsorption of fructose and other short-chain carbohydrates. Pract Gastroenterol. 2007; 51-65.

Barrett JS, Irving PM, Shepherd SJ, Muir JG, Gibson PR. Comparison of the prevalence of fructose and lactose malabsorption across chronic intestinal disorders. Aliment Pharm Ther 2009; 30:165-174.

Beyer PL, Caviar EM, McCallum RW. Fructose intake at current levels in the United States may cause gastrointestinal distress in normal adults. J Am Diet Assoc. 2005 Oct; 105:1559-1566.

Biesiekierski JR, Newnham ED, Irving PM, Garrett JS, Haines M, Doecke JD, Shepherd SJ, Muir JG, Gibson PR. Gluten causes gastrointestinal symptoms in subjects without celiac disease: A double-blind randomized placebo-controlled trial. Am J Gastroenterol 2011; 106:508-514.

Biesiekierski JR, Rosella O, Rose R, Liels K, Barrett JS, Shepherd SJ, Gibson PR, Muir JG. Quantification of fructans, galacto-oligosaccharides and other short-chain carbohydrates in processed grains and cereals. J Hum Nutr Diet 2011; 24(2):154-176.

Bijkerk CJ, de Wit NJ, Muris JWM, Whorwell PJ, Knottnerus JA, Hoes AW. Soluble or insoluble fibre in irritable bowel syndrome in primary care? Randomised placebo controlled trial. BMJ 2009; 339:b3154

Bonnema AL, Kolber LW, Thomas W, Slavin JL. Gastrointestinal tolerance of chicory inulin Products. J Am Diet Assoc 2010; 110:865-868.

Born P. Carbohydrate malabsorption in patients with non-specific abdominal complaints. World J Gastroenterol 2007; 13(43):5687-5691.

Brown LS, Current N. Not so sweet: Fructose malabsorption. Today's Dietitian 2011; 13(9):70.

著者紹介

栄養学修士で栄養療法士のパッツィー・デネヒー・キャッソスは、胃腸病や食物過敏症の患者を痛みから解放し、ＱＯＬを改善することを使命と考えています。下痢や便秘に対しての通り一遍のアドバイス、「もっと食物繊維をとりましょう」、「赤身肉、アルコール、カフェインは控えましょう」などはもう通用しません。誰にでも効果のある食事法ではなく、あなたの体質に合う食事を見つけましょう。

フォドマップを初めて紹介した『ＩＢＳからの解放！』（本書の初版）はＩＢＳの症状を引き起こす食べ物を特定して取り除くという、ユニークで効果のある食事法をアメリカの医療関係者や消費者に提案しました。パッツィーはブログを運営し、さらに、ジェフ・アーノルドとメメット・オズ医師がハーポスタジオ、ＨＳＷインターナショナル、ソニーピクチャーズ・テレビジョン、ディスカバリー・コミュニケーションズと協働で作った相互ソーシャルＱ＆Ａプラットフォーム（Sharecare.com）に専門家として寄稿しています。また、多くの出版物に専門家としてアドバイスを寄せています。

キャッソス氏はコーネル大学で栄養学の学士号を取得し、ボストン大学で修士号を取得しました。その後、ボストンのベス・イスラエル病院で栄養士のインターンとして研修を終了しました。現在、メイン州ポートランドで、栄養療法士として開業しています。米国クローンと大腸炎財団と米国栄養士会の専門会員で、メイン州栄養士会の理事長を務めた経験もあります。

パッツィーは自身のブログ（www.ibsfree.net）を通じて読者のみなさんとお話しできるのを楽しみにしています。ブログ掲載記事の下にある「comments」をクリックして、質問を寄せたり、本書への感想を書いたり、ほかの人に役立つ情報をシェアしたりしてください。また、アマゾンなどへのレビューも大歓迎です。

ツイッター（@CatsosIBSFreeRD）へのフォロー、もしくはフェイスブック（Facebook.com/IBSFree）へ「いいね！」やフォローをいただければ、低フォドマップ食品についての最新情報をお知らせします。

著者のブログ（英文）　www.ibsfree.net

訳者紹介● 天戸 文美 あまと ふみ

実務およびノンフィクション翻訳者。1964年横浜生まれ、日本大学文理学部英文科卒業。カナダに留学後、日本企業のサンフランシスコ支店に勤務。1996年に帰国し、外資系団体勤務を経て2006年より大手企業の翻訳業務に携わる。現在は英語ノンフィクション書籍を中心とした翻訳企画を手がける。

過敏性腸症候群（IBS）は食事で治る！
フォドマップ除去で不安のない人生を

2016（平成28）年10月15日 初版1刷発行

著 者 パッツィー・キャッソス

訳 者 天戸 文美

発行者 鯉渕 友南

発行所 株式会社 弘文堂 101-0062 東京都千代田区神田駿河台1の7
TEL 03(3294)4801 振替 00120-6-53909
http://www.koubundou.co.jp

デザイン 高嶋良枝
印 刷 三報社印刷
製 本 井上製本所

ISBN978-4-335-76018-1